岡田恭子の恭子式マクロビオティック

食べ物を変えると、からだも、運命も変わります。

岡田恭子

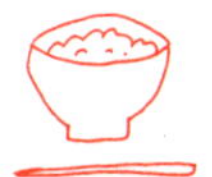

河出書房新社

はじめに

食べ物を変えれば、きっと健康になります。

私がマクロビオティックの教室を始めて30年余になりました。この間、６００人以上の生徒さんが、この教室で心とからだを立て直し、健康になって卒業していかれました。

ところが、花粉症、アトピー、生活習慣病（ガンも生活習慣病ですよ）、更年期障害、糖尿病、子宮内膜症、便秘、冷え性、不眠症、リウマチ、潰瘍性大腸炎、自律神経失調症、ウツ病などの病気が、食事を変えることで改善するということを、多くの方がご存じないようです。この現実にため息が出ます。

病気というのは、食べ方と考え方の間違いが原因です。

リウマチで歩けなかったお嬢さんが歩けるようになり（結婚なんて、夢のまた夢とおかあさまがおっしゃっていたのですが）、仕合わせな結婚をし、女の子を出産されたこと、最近増えているウツ病が教室でとてもよくなっている現実、そうしたことについても、もっと皆さんにお伝えしたいと切に思っています。

こんな奇跡もいっぱい教室では起こっているのですよ。健康になりたい方は、ぜひ、教室にいらしてくださいね、と心から思うのですが、教室の人数には限りがありますし、通うことが難しい方もいらっしゃるでしょう。たとえ間接的にであっても、そのような方々の「灯台」になれることを願い、この本を書きました。

人生に嵐はつきものです。どんなに仕合わせそうに見える人の人生にも、嵐はあります。でも、その嵐の中で、行き着く先の灯台が見えれば、人は希望を持てます。嵐を乗り越えることができます。また、どんなに健康に気をつけ、さまざまな健康法を実践していても、風邪も引きますし、怪我もします。でも、病気をしても治ればいいのです。病気が教えてくれた贈り物を受け取り、それをこれからの生き方に生かせばいいのです。

それでも皆さん、まだまだ、花粉症も、アトピーも、ガンも、ウツ病も、病院で治してもらおう、と思うのですよね。病気を治したいと思って、病気で困って、治してくれるお医者さんとか薬を探すのですよね。でもね、生活習慣病なのですよ。生活習慣は自分で変えないといけないのですよ。生き方や考え方、食事を変えないと治らないのですよ。

生き方、考え方、食事を変えるというのは、実は、一番大変なこと。ですから、この本をとおして、そのお手伝いをさせていただけたら、と願っています。

食べ物は、からだを変えるだけではなく、その人の運命も変えます。

食べ物を変えれば、きっと、きっと健康になります。仕合わせになり、運命も変わります。

この本の中でお伝えしたことが、読者の皆さまの道を照らす灯台となり、希望となりますように。

岡田恭子

目次

第3章 食べ物で病気を治す。症状別病気の治し方 149

第4章 マクロビオティックQ&A 169

第5章　食箋のレシピ　195

第6章 体験談 227

仕合わせ：周りに仕え、和合して、幸せになること

食べ物を変えると、からだも、運命も変わります。——岡田恭子の恭子式マクロビオティック

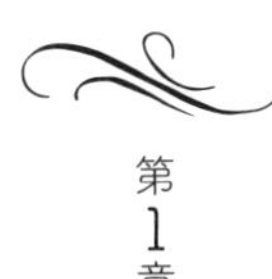

第1章

私とマクロビオティックとの出合い

虚弱な少女時代

私はこれまで、マクロビオティックの教室をとおして、三十余年もの間、何を食べれば健康になり、何を食べれば病気になるのか、という研究を続けてきました。

今はロッククライミングをするほど健康ですが、昔の私は、ちょっと風に当たれば風邪を引き、学校に1日中いることもできないほどの虚弱体質で、薬を手放せませんでした。母は難産のすえに私を産みました。私の家にいた八卦占いもする料理人は、この子の手相には生命線がない、と言っていたそうです。

赤ちゃんの頃、私は百日咳にかかり、住み込みの若い衆が（家業は原木問屋だったので）皆で、夜も寝ないで交代で私をおんぶしてくれたそうです。横にすると咳がひどくなるからです。たくさんの人のおかげの命ですね。

母が言うには、「だから、くしゃみをすると服を1枚多く着せ、厚着をさせ……」。まあ、過保護に育ったようです（私はマクロビオティックの食事で元気になってから、わが子には、自分の育てられ方と反対に育てました。くしゃみをしたら、服を1枚はがすような育て方をしたので、丈夫に育ちました）。

こんなふうに、からだが弱くなるように、弱くなるように育てられた私は、中学では風邪をこじらせて気管支炎にかかり、復学した折には、ハイヤーで学校に通い、カバンはばあやが持ちに来るという過保護状態でした。

気管支炎が治ってからも1年くらい微熱が続きました。学校から帰ると、まず、熱を測るのですが、いつも37度2分くらいありました。あるとき、熱を測るのをやめました。その後ずっとたってから、熱を測ると平熱になっていました。神経で熱が上がる、という経験でした。からだに対して、健康に対して過保護な少女時代でした。

気管支炎を患ってからは、自分のからだにさらに神経質に、過保護になり、体育の授業は休みがちでした。今から思えば、十分できる健康状態だったと思うのですが。学校の成績はオール5でしたが、体育だけは3でした。だから、自分では運動音痴だと思っていたのです。

今、健康になってから思い返すと、からだを動かすことをしませんでしたねえ。考えすぎて動きませんでした。今は、尻軽く動くことが身についていますが。

過保護といえば、お腹も丈夫ではありませんでしたので、お粥をずっと食べていたことがあります。そのときは父が、そんなにいつもお粥では力がつかないみたいなことをつぶやきました。私も納得してご飯に変えました。

とにかく、雨が一滴かかると風邪を引き、風邪を引くと熱を出す、と虚弱な少女時代でした。すぐにお医者さんに通っていました。薬漬けでした。

大学時代にも貧血を起こし、学校で倒れたことがあります。こんな状態でしたので、友だち同士で旅行に行くのをうらやましく思いました。熱を出して友だちに迷惑をかけてはいけないと、旅行などできなかったのです。

大学2年のとき、風邪をこじらせて急性肝炎、腎炎にかかって意識がなくなり、死にかけたことがあります。夏休みで実家に帰省していたときのことです。

その意識がなかったとき、「幽体離脱」を体験しました。それが本当に幽体離脱だったのかどうかはわかりませんが、意識がない私は、8畳の和室の布団で寝ていました。その部屋の隅っこで父が小さくなって背中を丸め、下を向いて座っていました。その父の姿を、上から見ていたのです。布団に寝ている自分の姿も。不思議な体験でした。

幸い命はとりとめましたが、その後はいつも抗生物質を使っていました。抗生物質は悪い菌も殺すのですが、同時によい菌も殺してしまうので、お腹は弱かったです。そして、その抗生物質もだんだんと効かなくなりました。抗生物質を使いすぎたせいでカンジダ菌が出て、子宮内膜症にもかかりました。あの嫌な感じはやった人でないとわかりません。粘膜、喉、気管支、目が弱かったです。今思うと陰性症状ですね。

大学の卒論も名古屋の実家で書き上げ、長兄に東京の大学まで持って行ってもらったことがあります。また、蝶々は短命なので、私にはその柄の振り袖や着物は避けたそうです。それくらい神経質に、過保護に育てられたのです。

出産後、C型肝炎を患う

24歳で結婚しましたが、結婚式も主治医つきでした。

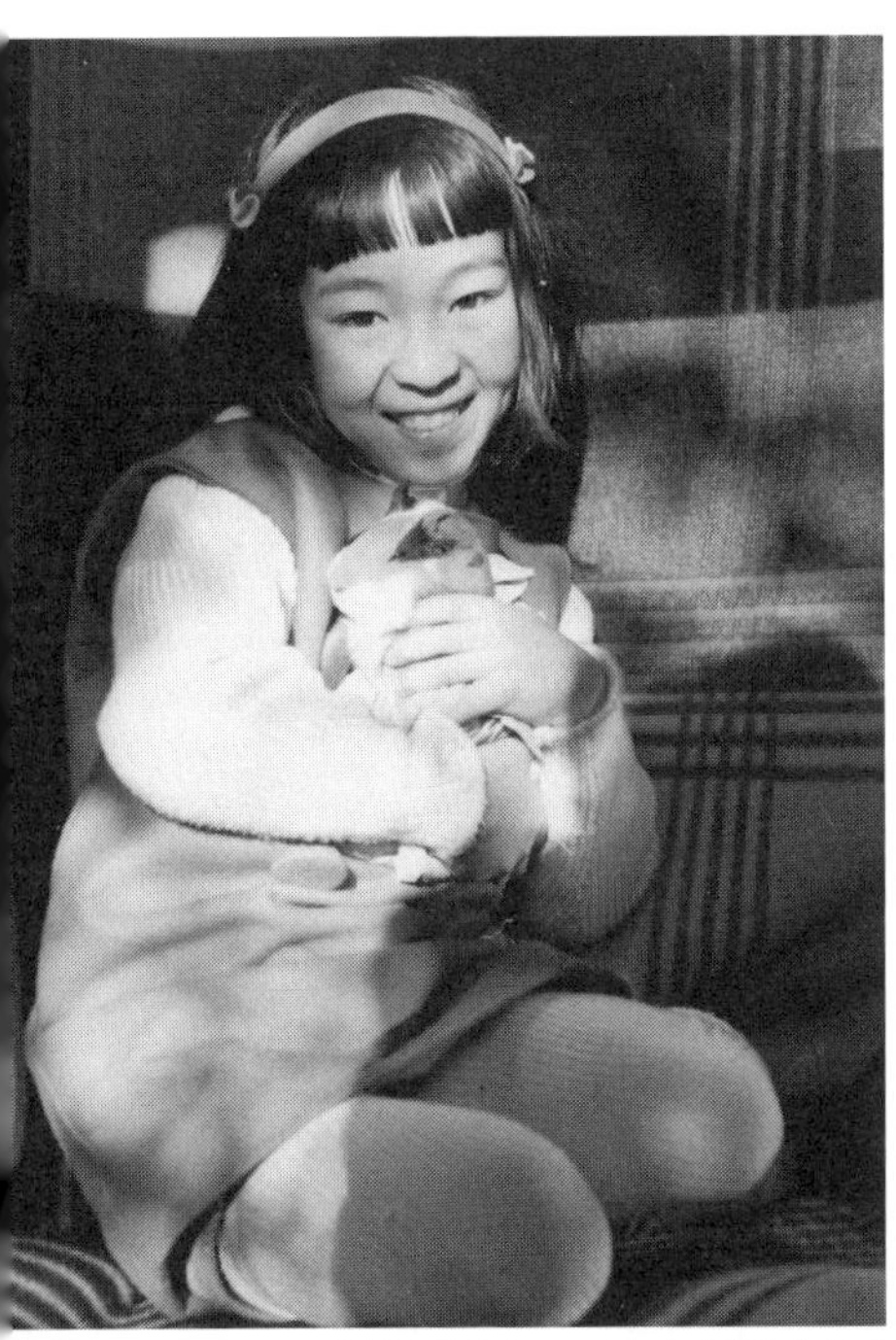

お気に入りのモルモットを抱きしめて

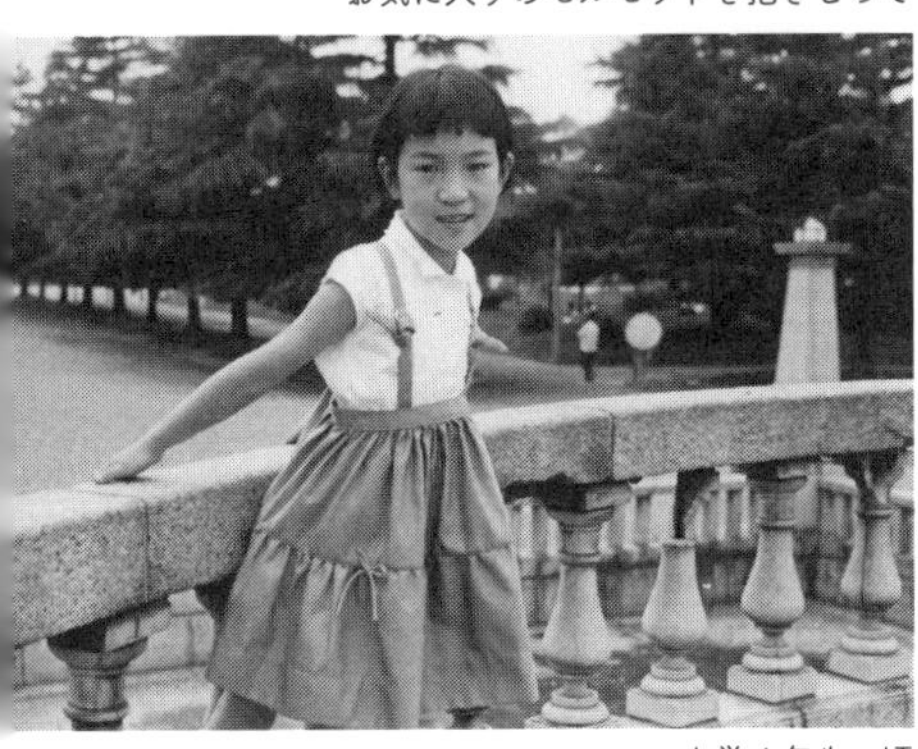

小学4年生の頃

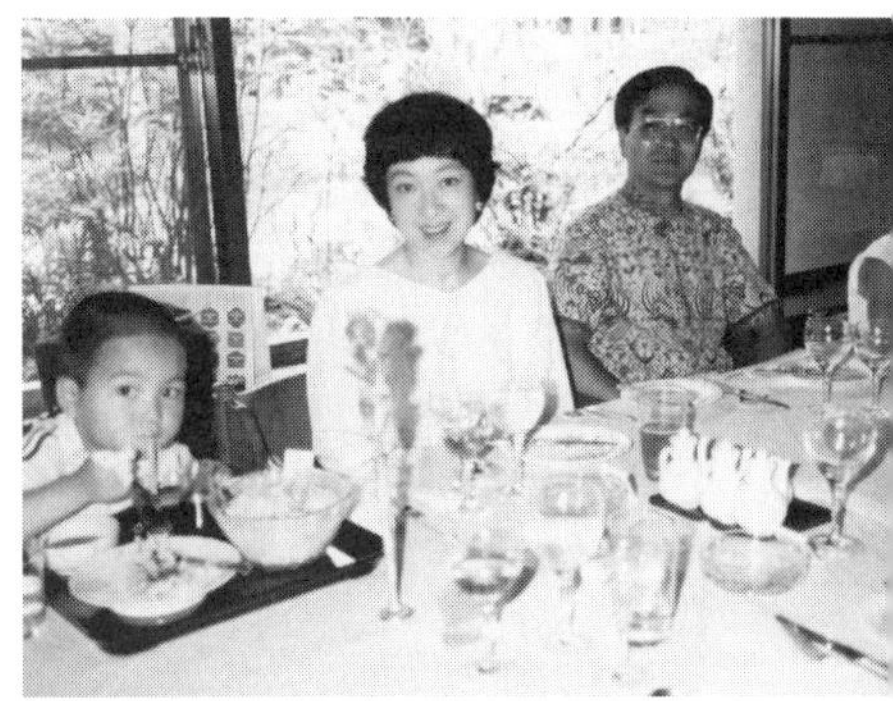

家族とともに

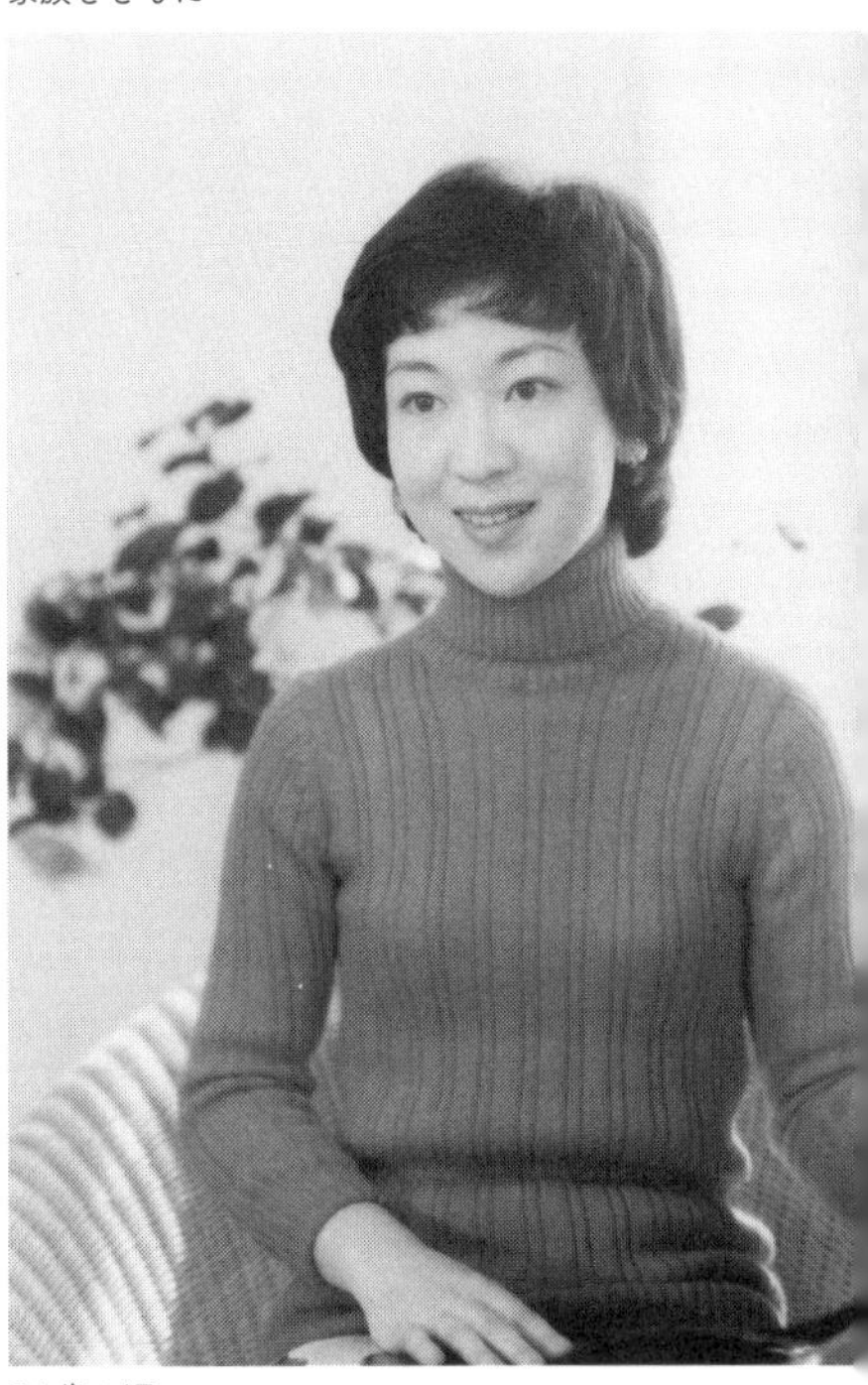

24歳の頃

結婚後も相変わらず弱く、家族旅行時はいつも抗生物質持参でした。また、扁桃腺の熱を出すと40度近くになり、2週間は寝たきりになるのが当たり前になっていました。解熱剤を使うせいもあって、熱が下がっている時間があるので、その間に食事を作り、といった生活でした。買い物は、夫が日曜日にまとめ買いをしてくれていました。

夫は優しく、頭がよくて、まったく威張ったところがなく、誠実な人でした。日本一優しくて誠実、というと、上には上があり下には下があるので、横浜一ぐらいにしておきましょう。長女が生まれ、その4年後に長男を授かったのですが、流産しかけたので、ほぼ寝たきりのようにして産みました。帝王切開でした。しかも、産後の肥立ちが悪く、3週間ほど入院していました。

その後、ついに起き上がることもできなくなり、実家で療養生活を送ることに。やっと、新幹線に乗れる状態まで体力が回復してきてから、名古屋の実家に子ども2人を連れて療養に帰ったのです。

肝臓の数値が悪いということで、慢性肝炎と言われました。C型肝炎でした。肝臓病専門の病院で、毎週血液検査をしていました。

「親はなくても子は育つ」と、こんな母親はいなくてもいいのではないかと思って、道路を渡るとき、ことさら車を避けなかったことを覚えています。

実家まで飛んできてくれた親友が、「恭子ちゃんは運がいい」と言ってくれたのですが、私は、こんな病気をしているのにどこが〜、と思いました。今は亡きほかの親友も来てくれましたし、夫、両親も見守ってくれていましたが、その頃の私には、感謝の気持ちはあまりありませんでした。

さて、この後、教室の生徒さんなら知っている、タフな岡田さんになります。マクロビオティック（玄米菜食）に出合ったのです。使用前、使用後のように、マクロビオティックにする前の私を知る人と、その後知り合った人とでは、印象が１８０度違うので、同じ人と認識されなかったくらいです。

マクロビオティックに出合って

療養中のウツ状態の中で、たまたま、恩師に会う機会がありました。彼はお茶の水クリニックの森下敬一先生にかかり、ご自身の肝硬変が玄米菜食でよくなられた時期でした。その恩師に勧められ、森下先生のもと、玄米菜食の食事療法を始めました。すると、肝臓の権威とされるお医者さんに「慢性だから1年かかっても治るかなあ、治らないかなあ」といわれていたのが、玄米菜食にして2週間で、肝機能指数が正常値に下がってしまったのです。

C型肝炎のことはあまりわかっていない時代でした。薬漬けに疑問と行き詰まりを感じ始めていたので、玄米菜食で治す、ということがすんなり入ってきたのです。この頃は、病気は医者に治して「もらう」、薬で治して「もらう」、といった考え方でした（肝臓の治療として、高たんぱく、高カロリー、安静の三大治療がいわれていましたが、玄米菜食はまったくその反対です。つまり、低たんぱく、低カロリー、適度な運動をせよ、です）。

そして、私は「素直」だったのです。実をいうと、医者も治るかなあ、といっていた肝炎が食事で治るとは思っていなかったのですが、せっかく恩師が勧めてくれたので、やるだけやって、「やっぱり、治りませんでしたわ」といえば、恩師の親切な心に対して義理が立つかと思ったのです。そして、この「素直さ」こそが治るキーポイントだったと思っています。

「素直」というのは、疑いつつやってみる、ということ。疑いつつ、でいいのです。疑いもしないでやると、変なものにも引っかかります。疑いもしないでやるのは、単なる「バカ」。そして、疑って、疑ってやらないのは、「頑固」といいます。頑固な人は頑固な病気になります。

玄米菜食にして3日目くらいから、バナナのような大きな便り（排便）が3本出るようになりました。当時8か月だった長男は、1日10本出ました。もちろん、母乳ではありません。まだ8か月の赤子の小さなからだですから、からだ中がウンチかしら、と思うくらいでした。そして不思議なことに、私、5歳の長女、長男、3人とも、3週間たった同じ日に、1日1本になりました。同じ量の同じ玄米菜食の食事なのに、このあとずっと1日1本なのです。このあたりのことも不思議だなと思い、玄米菜食がいいと感じられるようになりました。

ただ、自覚症状はだるいまま、でした。肝臓は沈黙の臓器といわれますが、ただただ、だるいのです。このとき、病院のトイレになぜ手すりがあるのかが、合点がいきました。一度しゃがむと、手すりがないと立ち上がれないほどだるいのです。地面の下の地獄から、鬼が大きな手でつかんで引っ張っているように感じられました。

西洋医学は検査という点では優れています。毎週、肝機能検査をしていなかったら、肝機能指数が正常値になったということはわからなかったと思います。自覚症状としてはだるいまま、でしたから。自分1人で玄米菜食をしていたら、やめていたかもしれません。

こうした経験があるので、教室の生徒さんたちにいうのは、バナナのような大きい便りが出る、量が多い、ということは、内臓で大改革が始まった証拠ですから、必ずよくなる証拠ですから、自信を持ってください、ということです。が、このときの私にはわかりませんでした。これも、のちに教室を開こうと思った理由の一つです。

好転反応（よくなるときに出る、一見悪くなったかのように見える症状）もありました。たとえば、胃がキリで刺したように痛んだことがあります。病院にかかっていたので、このことを伝えると、すぐにバリウムを飲まされて、胃のレントゲン写真を撮られました。その結果、何でもない、しかも、以前は胃下垂だったのに正常な位置ですよ、といわれました。胃下垂というのは、ゆるんだ陰性症状です。食事で、キュッと引き締まる陽性の体質に変わってきたのでした。

定期的に出していた扁桃腺の熱も、まったく出さなくなりました。ただ、食事を変えてからちょうど1年たったとき、また、扁桃腺の熱を出しました。誰も教えてくれる人はいないので、こんなに頑張って完全正食（玄米、動物性たんぱく質いっさいなし、甘いものも食べない）を実行してきたのに無駄だったのか～、今までの努力は何だったのだろう、と不安になりましたが、このときを境に二度と扁桃腺の熱を出さなくなりました。

先にも書きましたが、この好転反応のときの心細い気持ちから、それは好転反応です、大丈夫ですよ、といってあげられ、支えてあげられる教室を開こうと思ったのです。

この頃はまだ、玄米菜食、マクロビオティックなるものは、世間にあまり知られていませんでした。食源病、という言葉が少しいわれはじめたくらいで、従姉妹（いとこ）などは、「恭子ちゃんの玄米教」とからかったくらいです。

このとき、母が一緒に玄米を食べてくれました。1年間はなかなか大変で、玄米に雑穀（ざっこく）を入れるのを、小鳥の餌みたい、となんだか悲しくなったりもしました。今でも（人の大変な思いにふれると）涙もろいですが、この頃はすぐ涙が出ました。そして、名古屋でも開かれていた森下敬一先生の料理教室に毎週通うようになりました。

名古屋の近くの名所、香嵐渓（こうらんけい）の野草を食べさせる店に行き、はじめて、どくだみの天ぷらを恐る恐る食べたこと、郊外の伯母の畑に、ツクシンボを摘みに行ったことなども思い出されます。当時、叔母の近所のお医者さんで玄米菜食を指導していた方が、「野草を食べると丈夫になるよ」と教えてくれました。半信半疑で、伯母の畑にツクシやヨモギ、たんぽぽなどを摘みに行ったのですが、病気でウツ状態だった私にとって、自然の中ですごしたり、野草にふれたりすることは、何ともいえない癒（いや）しになりました。

このことをきっかけに、野草の勉強も始めました。自治体が主催する薬草勉強会や野草教室にも通いましたが、自分で野草を摘んだり、食べたりしながら、ほぼ独学で勉強しました。

買うものと思っていたお茶が道端の雑草で作れ、薬効もあるなんて！　くさいと鼻をつまんで通りすぎていたどくだみがおいしいお茶や天ぷらになるなんて！　と、感激の毎日でした。自然への、自然の恵みへの開眼でした。玄米菜食を実行する中で、薬草茶をポットに入れて持ち歩くようになりました。そして、その頃から徐々に健康になっていきました。いろいろな人のおかげです。

そのうちに、1週間悩んでいた性格が、3日になり、1日になり、もちろん悩みはなくなるわけではありませんが、からだに力がついてくるのと同時に、立ち直りが早くなってきました。健全なる身体に健全なる精神が宿る、です。

親友が、これなら食べられるでしょ、といって持ってきてくれた焼き栗を袋いっぱい食べて肝機能指数がすぐ上がったり、朝食抜きにしていたのに、お正月はやっぱり朝にお雑煮でしょうと食べて（玄米餅でしたが）、お正月明けの病院の検査で肝機能指数が即入院の値になったりし、よいものでも食べすぎは駄目ということを身をもって知りました。このときは、自分で原因がわかっていたので、元の食事に戻して再検査すると正常値になっていて、お医者さんが首をかしげたり、など、試行錯誤の日々でした。

テレビなどで、○○には△△の食べ物がいい、などと紹介されていますが、それまでの食事全般を変えないで、△△だけを摂っても根本解決にはなりません。何年もかかって食べてきてため込んだ悪い毒素、細胞を排毒（はいどく）しない限り治らないのです。排毒さえできればすべての病気は治る、といっても過言ではありません。そして、よい玄米菜食であっても、食べすぎていては病気が治らない、体質が変わらないのです。からだによい食べ物を食べればよい、ということではなく、喰(く)い改め、まで意識が行かないと体質は変わらないのです。

でもその頃の私は、病気が治れば元の食事に戻れるくらいの認識しかありませんでした。また、玄米菜食が、ガン、糖尿病、結核、痔、膠原病(こうげんびょう)、などなどの生活習慣病に効果がある、ということまでは理解できるのですが、怪我(けが)にまでいい、ということは理解できていませんでした。つまり、自然治癒力(しぜんちゆりょく)、免疫力(めんえきりょく)を高めれば、怪我であっても治りが早く、膿(う)んだり、感染症になったりしない、ということが頭に入ってこなかったのです。

また、ほとんど全員が経験する「おなら」。玄米菜食にして数か月たつとくさいおならが出るようになりますが、私もこのころ、1m以内に人が近寄ると恐怖でした。

私は4人きょうだいの末っ子ですが、こうして幼い頃から弱かった私がどんどん丈夫になったので、兄姉も玄米菜食を取り入れはじめました。次兄が家族でドライブに出かけるとき、当時小学生の長女が、「パパと一緒のときは、冬でも窓全開〜」といっていたそうです。排毒のおならがくさいのです。これは皆さん体験します。ガンの方で、最初は主人がくさいおならをするのだと思っていたら自分だった、とおっしゃった方がありました。バナナのような大きい便りが2〜3本出るようになるのと同じで、これも排毒のよい証拠です。喜んでいただきたいです。これも第2段階の排毒(デトックス)が終われば、無臭になってきます。おならそのものもなくなります。そして、たまに玄米菜食以外のもの、肉、砂糖のデザートなどを食べると、くさいおならが出ます。

この次兄は13kgくらい痩せました。私は46kgだったのが39kgになりました。実家にいましたので、玄米菜食で病気を治そうと頑張っている私を気遣って父は何も言いませんでしたが、どんどん痩せてくるので心配だったと思います。１００回噛むようにしたので、顎も発達して四角い顎になり、美人？　が面替わりしました。

病気を治さないといけないのに激ヤセしてきて、病気に打ち勝つ体力もなくなるようで心配だ、とほとんどの方が家族にいわれるといいます。でもこれは、悪い細胞を一度は壊し、新たによい細胞に作り替える作業中なのです。悪いガタガタの家を増築するのではなく、いったん解体して、新たによい材料で新築したほうがいいのです。そして、同じ内容、同じ量の玄米菜食の食事をしていても、排毒が終われば少し太ってきて、適正体重になります。ただし、世の中でいう適正体重より少し軽いと思います。

横浜で料理教室をスタート

先にも書いたように、自覚症状として、すぐ元気になったわけではありません。1年くらいはだるいままで、すっかり元気になったと感じたのは、1年後のことでした。元気を取り戻しつつあった私は、長女が小学校に上がる時期になったこともあり、名古屋の実家から横浜へと戻りました。

健康の条件は、「気（き）」「血（けつ）＝食事」「動（どう）」が揃うこと、と教室で話していますが、「動」の部分で、私はそれまでの習慣を一変させました。

朝、起きてから、当時住んでいたマンションの9階から階段を使って、小さな子どもたち2人と一緒に降りて、公園でマラソン代わりに鬼ごっこをしました。もちろん階段で部屋まで戻ってきました。また、一つ手前のバス停で降り、歩くように努めました。ハイヒールではなくいつも歩けるようにスニーカーに変えました。休日には街に出てショッピングを楽しむという習慣をやめ、郊外に玄米おにぎりをもって出かけたりするようにしました。以前の食事は、西洋栄養学にのっとった手作りの食事でした。常識的にはよい食事でした。当時の献立ノートが残っています。

◎ある日の献立

豚肉の野菜巻フライ・キャベツ・トマト添え・味噌汁・白米
カツオたたき・たけのこご飯・清汁
虹鱒塩焼き・小松菜・茄子煮・じゃこ大根おろし・白米
白身魚ホイル焼き・ししゃも・さやいんげん・アスパラガス・清汁・白米
挽肉二色蒸し・さやえんどう・ほうれん草・豚もやしスープ・白米
飛び魚塩焼き、大根おろし・かぼちゃ煮物・酢だこきゅうり・味噌汁・白米
鶏肉のクリームコロッケ・キャベツ・ラディッシュ・フライドポテト・味噌汁・白米

などなどです。野菜も多かったです。でも、風邪ばかり引いていました。尿酸値が高かった

のです。要するに、私にとって、食べすぎだったのです。器を超えていたのです。

玄米菜食になってからは、『岡田恭子のハッピーマクロビオティック教室』（日東書院）で紹介しているような献立になりました。

玄米は、それまでため込んでいた毒素をデトックスしてくれます。この玄米菜食の威力はすごいと思います。日本の医療費を減らせると思うのですがね。

私の場合、一家4人しっかり玄米菜食になりました。子どもたちも、熱を出すということがなくなりました。同級生のお子さんたちはよく中耳炎などでお医者さんに通っていましたが、わが家では2人とも皆勤賞でした。はじめの頃はまだ、食べ物だけでの自然療法に自信がなかったので、病院にもかかり、自然療法もやり、と両方していましたが、だんだん、食べ物だけで、たとえば、風邪を引いたら、玄米クリームや天然酵母飲料の浣腸、葛湯、などで治せるようになってきました。なによりも病気そのものをしなくなりました。

外食は、国内産の蕎麦屋を探して出かけました。旅行は、玄米菜食を食べさせる宿を探すか、鍋釜持って貸別荘に行き、自炊で玄米菜食をしました。街中ではなく、郊外に出かけ、ハイキングや近郊の山などに家族で出かけるようになりました。

別人のように元気になって横浜へ戻ってきた私を見て、ご近所の方々が「健康になる食事を、玄米菜食を教えて」というので、自己流の料理教室を始めました。もともと、ママ友たちに美食のご馳走をするのは好きだったのです。教えながら、東城百合子先生の玄米菜食の料理教室や日本ＣＩ協会で正食理論とマクロビオティック料理を学びました。上手になってから教えようではなく、学びながら進行形で教え始めました。最初は、東城先生や、森下先生や、日本CI協会を紹介することならできる、自分のあるがままで伝えることならできると思っていました。

当時、玄米菜食料理は茶色一色のぼそぼそしたもので、玄米は硬くてまずい、といったイメージがありました。美食で体を壊したのですが、その美食の舌を生かして、見た目も美しく、一般の方が食べてもおいしいと感じていただけるようなマクロビオティック料理を教えたい、と思いました。しかも、健康になるマクロビオティック料理を、です。ずっと後の1998年には、1年間調理師学校にも通いました。もっとおいしい料理を提供したいと思ったからです。先駆的オーガニックレストランのアートスペースハナダをはじめ、10店舗で修業もしました。

料理教室を始めた頃は、どの人もマクロビオティックの料理で健康になっていただきたい、病気が治っていただきたい、と必死に思いました。ガンの方で、教室の日はガンセンターに行く日だから通えません、と聞くと、他の日にその方お一人でも教えたい、と思うほどでした。

こうして教室を開いて2~3年たつうちに、教室に来られる方は運のいい方だ、病気が治る方だ、という事実を感じるようになってきました。私なりの統計学です。玄米食で救いたい、と思っていましたが、「人は人を救えない」と気がついてきたのです。救うという行為は「神」の領域です。でも、人は人を支えることができる、支えることしかできない、と気がついてきたのです。

人は人を救えない、と悟れたときは、心が軽くなりました。私たちは、馬に、この泉においいしいお水があるよ、と教えて、そこまで連れていくことはできます。でも、馬の首根っこをつかまえて、泉の水に押しつけることはできないのです。

馬に、ここにおいしいお水があるよ、と教えるまでは親切です。正しいことはやること。人にどう思われてもやりましょう。でも、その先は馬の運命で動いていきます。私たちにはどうすることもできません。これが教室で私がよくいう「自分だけ仕合わせに」です。まずは自分だけマクロビオティックの食事で健康になりましょう、です。相手を変えることはできません。

恭子式マクロの確立

恭子式マクロについては後述しますが、恭子式マクロの食べ方、考え方が確立し、それを実践し、「タフな岡田さん」といわれるようになりました。

「気」「血」「動」が健康の基本ですが、怠け者の私は、定期的に運動するのは苦手です。虚弱だった少女時代、家族でよく避暑に行っていた上高地の帝国ホテルの裏庭のブランコで、焼岳（やけだけ）をめざす山男たちが通るのを見ていました。虚弱な私には遠い世界として、憧れの目で見ていました。ところが、マクロビオティックを取り入れ、健康になっていくにつれ、昔の憧れであり、夢だった登山を始めるようになりました。

最初は、歩く努力をするために、家族で玄米おにぎりをもって郊外に出かけることから始めました。登山は日常のトレーニングが欠かせないからです。目的や枷（かせ）があると、人は努力できるのです。単なる登山から、10年前からはアルパインクライミング（アルプス式登山。一般には山岳地域の岩稜登攀の意味）に挑み、いきなり北アルプスの剱岳の源次郎尾根というバリエーションルートで登り、岩壁や岩稜を登るのが楽しく、病みつきになりました。

一般登山道を長時間かけて登るよりも、一度に高度をかせげる岩稜登攀は、私の身軽さにも合っていたのでしょう。虚弱だった私が、今、たくさんの方々に「強い」といわれ、世界の山々を登るようになったのです。今、体が弱くて悩んでいる方は、まずは食べ方を変えてみてください。必ず、お元気になられますよ。

自分だけ仕合わせに

先にもふれた「自分だけ仕合わせに」。実はこれには、非常に深い意味があります。たくさんの意味があります。皆さんは、いい奥さん、いいお母さんなので、マクロビオティックの食事を自分が始めるのと同時に、家族も一緒に健康に、と同じことを家族にもさせたがります。

お母さん、去年はカスピ海ヨーグルトだったよね、一昨年は酢大豆だったよね、その前は紅茶キノコ、その前はバナナダイエット、その前は甘茶蔓、その前は……。からだによい、ダイエットによい、といわれてはブームになり、そして消えていったたくさんのブームがあります。30年ほど前、クコがよいといわれて、日本中の土手からクコがなくなったときもありました。どれも悪いものはないのですが、これまでの食生活全般は変えないで一品だけ摂っても変わらない、ということです。これは、私が教室でいう「ご利益主義」「注射1本で治す」とも相通じてもいますが。

なので、まずは自分だけ試してみて、病気が治って健康に元気になれば、家族やまわりの人は、自分もやってみようとなります。私が元気になった姿を見て、ご近所の友人が、マクロビオティックを教えて、となったのですから。肉好きのご主人には、何もいわないで、こちらのマクロの食事の中の野菜料理に一品だけ肉を、たとえばステーキをつけてあげて、と教室の生徒さんにはいいます。すると皆、1年たつと、「なんで俺だけ肉をつけるんだ、玄米が食べたい」と確実にいい出すのです。そのためには、「自分だけ仕合わせに」、つまり、自分がまず健康に変わらないといけないのです。

弱かった私が丈夫になったので、私の兄姉が皆、玄米菜食になったことは先に書きました。次兄の場合、会社の健康相談室の栄養士さんに予約を入れて相談をしていましたが、その栄養士の先生が、今日はお風邪でお休みです、今日は○○でお休みです、と具合が悪いのが続いていたのだそうです。栄養指導の先生が風邪ばっかり引いている、何だか変だなと思い、その後、マクロビオティックの食事に変えました。そして、初期の糖尿病だったのが治りました。

ですから、まずは自分が健康にならなければ人には伝わらない、ということが「自分だけ仕合わせに」の意味です。

相手にも自由を。マクロビオティックの食事が絶対によいとはいえません。いえいえ、私は絶対によい、とくに恭子式マクロは絶対によい、と思っていますが、「相手にも自由を」です。

世の中には、砂糖を摂り、肉を食べていても元気で長生きの人はいます。人間界には100％はないのです。それぞれの自由なのです。それぞれの価値観なのです。だから、押しつけない、ということです。そして、自分がよいと思ったことを相手がやらないとイライラするのは、親切、愛、ではなく、自分の思いどおりに相手もさせたいという、また違った心理上の問題も隠れています。だから、「自分だけ仕合わせに」なのです。

相手の運命は変えられない、ということでもあります。人は人を救えない、ともいえます。「自分だけ仕合わせに」、自分の健康運をまず変えましょう。

二番目は、私の母の話です。

実家には、ずっとお手伝いさんがいました。が、時代が変わり、私の高校時代には、女中さんという言葉がなくなると同時に、中流家庭でお手伝いさんを置くということもなくなってきました。住み込みの若い衆もなくなりました。それで、家事は母が全部するようになりました。母は「奥」さまではなく、お「外」さま、でした。謡（うたい）、鼓（つづみ）、仕舞（しまい）が父とともに趣味でしたので、よく外に出ていました。また、学校の役員もよくやっていましたので、お外さまでした。

ある日のこと、お腹をすかせて、夕食はまだかと母の帰りを待っていました。母が帰ってきて、すぐに晩ご飯を作ってくれました。こちらはブーイングで待っていたのですが、母は機嫌よく、手早く晩ご飯を作ってくれました。今思えば、私も高校生になっていたのですから、自分で晩ご飯を作ってもいい年齢なのです。

あとで聞くと、帰る前に、自分だけ小腹を満たしてきたそうです。「自分だけ仕合わせに」

です。修養団体〃中心社〃を創設した常岡一郎氏の言葉を借りるなら、「自分のご機嫌をよくする」ということです。母はいつも明るく、人のために尽くしていました。母は機嫌よく生きる達人でしたね。

実家にいた不思議な料理人のこと

私が幼い頃、実家にいた不思議な料理人の話です。彼は、戦前、名古屋で有名なフランス料理店のチーフコックをしていた人です。彼は、私の父の料理だけ作っていました。人に使われるのが嫌で、店をやめたあと、私の家に来てくれるようになったのです。彼の料理の味で私の舌は培われたと思っています。そういえば、マーガリンではなくバターのほうがまだいいよ、というのも、大昔、彼から教わりました。

彼は、左手の小指の先がありませんでした。三船敏郎のようないい顔をしていました。柔道は黒帯で、整体（せいたい）の技術を持っていました。

美食家の父が宴会のお酒の飲みすぎで、胃潰瘍、十二指腸潰瘍などなどをいっぺんに病み、あまりの苦しさに、「松坂屋デパート（名古屋では当時一番高い建物だった）の屋上から飛び降りて死にたい」といっていたとき、彼が、川魚（いかだばえという小さな魚）を何時間もかけて炊いたものと大根の炊いたものと、整体で、父を治してくれたと私は聞いています。

私が生まれるときも、彼は立ち会って、お産婆（さんば）さんと一緒に取り上げてくれたと聞きました。

母は、子癇（妊娠中毒症のこと）だったため、眠り産でもあり、危険な状態でした。ちょうど私の家の前を通りかかったとき、自転車に乗っていた彼は、自転車がギーといって突然動かなくなったので、何かあるなと思ってわが家に入ったら、ちょうど、母が難産で苦しんでいるところだったというのです。男が立ち会うなんて、とびっくりするお産婆さんとともに、母と赤子（私）の命を救ってくれたのだそうです。

母は産後、臥せっていましたので、彼が母の代わりに私をお風呂に入れてくれることもあったようで、そんなとき、私は彼のおっぱいをチューチューと吸っていたそうです。彼は、自分が私を育てた、といっていました。少し大きくなると、私を自転車にのせて郊外の川に行き、網漁でいかだばえを捕ったりもしていました。

100歳まで生きるといっていた彼ですが、60代で亡くなりました。整体で多くの人のからだを治して、皆に自分の寿命をやってしまった、といっていました。

私の母は、彼にずっと整体をしてもらい、手を当ててもらって元気になったので、彼の死後、その気をもらっているからと、自分の手を私たち子どものお腹に当てて、いつも病気を治してくれました。

彼は手相も観ました。姓名判断もしました。

私が母のおなかにいるとき、つわりがあまりにも辛かったそうですが、そのとき、この子は産んでおくといいよ、と彼に言われたそうです。わが家は商家だったので、「この人は、頭はいいけど、出して独立させた方がいい」など、家の人事（？）のアドバイスもしていたそうです。

まだ世の中が貧しい時代だったため、ある人が家の食料をいつも黙って持って帰る、という事件がありました。彼のアドバイスは、「何も言わないで、うどんの束を折って入れておけばいい」ということでした。正面から咎めるのではなく、折ったうどんの束をその人のカバンに入れ戻しておけば、その人が誰かに見つかっているのかなと思って盗みをやめる、ということです。その後、このある人とわが家は生涯いい関係でした。

これを受け継いだ母の考えは、「相手（敵？）に必ず逃げ道を作っておく」というものでした。この彼は、私が赤ちゃんの頃からずっと、寝るときに、子守唄代わりに、千一夜物語のような奇想天外なお話を毎晩してくれました。

淋しい村を歩いていたら、突然、綺麗な女の人が出てきた。これはてっきりきつねだな、と思って用心していたら、やっぱりうしろにしっぽがあったとか、たぬきときつねの化かし方のちがいとか、きつね火は美しい紫色だとか、あるとき、お産で苦しんで皆で騒いでいるところを通りかかり、逆児の足を持って引きずり出して助けたとか……。にっぽん昔話のようなお話を、自分の話としておどろおどろしく話してくれたのです。

こうした経験が私の中に見えないものを信じる種を蒔いてくれ、また、彼が私の天才児の知能指数を作ってくれたのではないか、と思っています。もちろん、「天才児、15で秀才、20歳すぎればただの人」のとおり、今ではただの人以下、ボケも始まっていますが。

彼は父の料理だけ作る料理人でしたが、末っ子の私は、その料理をよく食べさせてもらいました。私は料理下手ですが、そのおかげで舌だけは肥えていると思っています。彼の料理の中でよく覚えているのは、お正月料理のチャーシューです。これは秘伝のたれがあり、毎年、足していくものでした。当時、お正月は、住み込みの若い衆、女中さん、家族、皆が一同で正月料理を食べてから、若い衆たちは故郷に帰りました。

それとカレー。実は私はカレーは好きではありません。ところが、彼のカレーだけはおいしかったのです。その味にほんの少しだけ似ているのが、『岡田恭子のハッピーマクロビオティック教室』の中で紹介しているドライカレーです。

そういえば、姉が結婚後、胞状奇胎で死にかけたとき、彼は、「生きよう！　そう思わないと死んでしまうよ」といいました。昔話に出てくるような人でした。

思い立ったが吉日

「思い立ったが吉日」は、母の口癖の一つでした。

母の90歳の卒寿のお祝いを、私たち子どもとその家族と一緒に京都の俵屋でしたのですが、そのとき、お礼にといって、母は「高砂」を朗々と謡いました。その夜はみんなで俵屋に泊まり、翌日は、金閣寺、詩仙堂、清水寺と元気に歩き回って家に帰り、その翌朝、倒れて、帰らぬ人となりました。

母の謡曲、仕舞、鼓のお仲間には、「(元気なままで逝った）お宅のお母様のように逝きたいわ」といわれました。

実家では毎年、避暑に行くのですが、私たちきょうだいが結婚してからも、それぞれの家族も一緒に行きました。費用はすべて父が出していました。

ある年、家族ぐるみの付き合いになっていた主治医のご家族も一緒だったとき、避暑地に着いた日に、すぐ近くの名所地に行こうということになりました。今日は着いたばかりだから、ゆっくりして明日行きましょう、と主治医の奥様がおっしゃったのですが、母は、「思い立ったが吉日」といって、その日にみんなで散歩がてら行きました。翌日は小雨模様になり、明日、と思っていたら行けませんでした。

原木問屋の奥様として仕合わせな人生に見えたので、誰もが苦労知らずと思っていたようでしたが、母の座右の銘は「憂きことの尚この上に積もれかし限りある身の力試さん」（熊澤蕃山）でした。

両親が仲人をしたお嫁さんが、母に泣いて相談に来たことがあります。お姑さんが堅くなったお仏飯を私に食べるようにいう。糖尿病なのに、甘いお菓子を食べて仕方ない……などなど。

母はお嫁さんにいいました。

「お仏飯を食べるとご先祖のお徳がもらえるといわれるので、私のところに持っていらっしゃい。私がお雑炊にして食べて、お徳ももらってあげる」

その方のお姑さんは母の友達だったのですが、「お姑さんにもっと甘いお菓子を食べさせて、早く死んでもらったら～」とも。同席していたお嫁さんの父親が母のそのアドバイスを聞いて、

「あなたは苦労人だ」といったそうです。

母は、以前に住んでいた近所に、名古屋弁で「せんしょ」（詮索好き、噂好きみたいな意味）の人がいて閉口していたそうです。その後引っ越したら、お隣にもっとひどいせんしょな人がいて、そのとき、相手ではなく、自分が変わればいいんだと悟ったのだそうです。

お隣のそのおばさんは、ガラッと玄関を開け勝手にどこの家にも上がりこんでしまう人で、近所の女医さんはノイローゼになって引っ越してしまいました。悪気はまったくない人でしたが、女中さんに負ぶわれた赤ちゃんの私の口に、自分がしゃぶっていた梅干しの種をヒョイと入れたりしたそうです。

母は勝手に入ってきたおばさんに、まだ主人（父）がいるから今は駄目、などといって断っていたそうです。また、「ま〜ずいで食べてちょう」と、もらったお土産を持って来たときなどは、食べ物の味をつけなおして、おいしくして持っていってあげたりして付き合っていました。母は、相手ではなく自分を変えたのです。

人との関係は切らない。また長い人生の間でいつ会うかもしれないので、そのとき、会いにくい関係にしないように。喧嘩した相手（敵）にかならず逃げ道を作っておく。ぐうの音も出ないところまで追いつめない。親子や夫婦でけんかしたとき、「出ていけ」とは決していってはいけない。夫婦なら、「隣の部屋まで出ていけ」。親子の場合は、家出されても、親はどうしても子のことは気になるもの……。

たくさんのことを母から学びました。

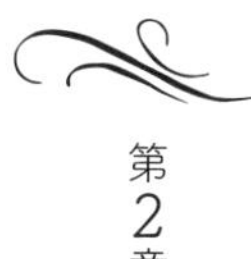

第2章

必ず今より、元気になります

恭子式マクロビオティック

マクロビオティックとは

マクロビオティックとは、1930年代に桜沢如一（さくらざわゆきかず）氏が提唱した食事法。陰陽の原理を取り入れ、その土地の穀物や野菜を主とする食養法の実践により、心身の健康獲得をめざしたものです。

彼は、食養指導家であるだけでなく、きちんとした食事をとれば健康になり、結果、人の心は安定し、穏やかになる、ひいてはそれが世界の平和へつながると説いた反戦運動家でもありました。

マクロビオティックとは、一言でいえば、穀物菜食で健康になる食事法です。私は、桜沢氏がマクロビオティック普及のために創設した「日本CI協会」でその基本を学びました。

マクロビオティックの創始者である、桜沢如一氏による健康の七大条件です。

❶絶対につかれない……5点
❷ご飯がおいしい……5点
❸よく眠る……5点
❹物忘れをしない……10点

❺愉快でたまらない……10点
❻判断も行動も万事スマート……10点
❼決して嘘をつかない……55点

❶～❸までは、健康の生理的条件です。マクロビオティック（玄米菜食）を始めて、しばらく実践していると、ほぼ全員といっていいほど、この❶～❸は経験していただけると思います。❹～❼までは、心理的、精神的条件です。

私の教室の受講生のご主人で、商売をしている方が、「商売のカンがよくなった」とおっしゃっていました。

桜沢如一氏も、健康とは、ただ病気をしないことではなく、すこやかな心とからだで明るい毎日を送り、自由な人生を楽しむこと、といっているのです。

❼の決して嘘をつかない、ですが、凡人の私たちにできることは、まず約束を守ることです。10時に待ち合わせ、と約束したら、10時に遅れずに行くことからです。

マクロビオティックの基本

身土不二（しんどふじ）

これは、身（からだ）と土（環境）は一つである（二つに分けられない）という意味で、住んでいるその土地で採れた旬のものを食べようという教えです。

最近では、季節に関係なく、世界中の食べ物が、好きなときに好きなだけ食べられるようになりました。しかし、食は身土不二が基本です。自分が暮らしている土地や気候に合った旬の食材を食べることが、からだによいのです。

また、温室栽培の野菜は、自然の露地物に比べて、圧倒的にビタミン、ミネラルが少ないということも知っておきましょう。

加えて、自分で捕れるかどうかという物差しを持つことも大切です。つまり、どうしても動物性食品を食べたいときには、自分の力で捕れるくらいのものにする、自分の手に負える範囲のものを食べるのが安全なのです。魚であれば、波打ち際の魚や貝などです。

一物全体食

マクロビオティックの大原則は、丸ごと食べるということ。野菜ならば、皮をむかず、根も捨てず、丸ごと調理していただくことです。不要なものは何一つありません。

たとえば、大根を例にとると、葉っぱも、根っこも、皮も、全部いただくことで全体のバランスがとれ、私たちの生命になっていくのです。

非科学的な話かもしれませんが、皮の部分を食べると、私たちの皮、つまり皮膚が丈夫になるといわれます。少し科学的にいえば、皮にはミネラルをはじめ、さまざまな栄養素が含まれているのです。

何を、どう食べればいいのか

主食は玄米にします。胃腸の弱い方や子どもさんは、分搗き米や発芽玄米がおすすめ。時にはそこに、丸麦、ハト麦、稗、黍、粟などの雑穀を混ぜます。

食べるときは、ゴマ塩をかけていただきましょう（＊作り方は199頁参照）。

最も重要なのは、副食（おかず）をたくさん食べるのをやめて、主食（玄米）を多くすること。副食は、主食と同量、またはそれ以下にしましょう。主食5：副食3の割合が、理想です。歯の構造と割合がそれを教えてくれます。穀物を食べる臼歯が5本、野菜を食べる前歯が2本、肉を引き裂く犬歯が1本、なのです。

ちなみに私は、小鉢におかずを入れると食べすぎてしまい、いわゆるおかず食べになってしまうので、マクロビオティックを始めてからの最初の1年間は、お弁当箱に入れ直して食べていました。

副食について

副食は、身土不二と一物全体を守ること。

野菜：その季節の旬のものを食べましょう。

海藻類：ひじき、わかめ、昆布、のりなど。1日1回は摂りましょう。

豆類・麩など：たんぱく質の供給源は植物性を中心に。小豆、大豆製品（豆腐、油揚げ、高野豆腐、湯葉など）、大豆、黒豆などの豆類と、くるま麩、グルテンミートなどの小麦たんぱく食品があります。

魚介類：病気の人は一時的に必要ありません。健康な人も少量に。大きさは手のひらに入る程度まで。頭からしっぽまで「一物全体食」できるじゃこなどを。

なるべく避ける食べ物：砂糖、肉類、卵、大きな魚、牛乳、乳製品、化学調味料、添加物入りの加工食品など。

とにかくよく噛むこと。噛めよ、噛め噛め

「噛めよ、噛め噛め。よく噛んで食べること。病人は、ひと口100回噛むことです」

これは、授業で必ずいう言葉。時間がないときは、最初の三口だけでも100回噛んでください。噛むことで、消化がよくなるとともに、過食も防ぐことができ、精神も安定します。そして、食べ物がからだに必要な成分へと変化するのです。唾液には消化酵素が含まれていて、食べ物に含まれている成分を分解して、吸収しやすい物質に変えます。小学校時代に、米飯

（炭水化物）をよく噛んだものに試薬を落とすと紫色に変わる、という理科の実験をしませんでしたか？　口の中で唾液とよく混ぜるとブドウ糖に変わって消化吸収が良くなるのです。よく噛むと甘くなるのです。

★恭子のワンポイントアドバイス
2回噛むたびに1、2、3、と数えると、100回噛むことがそんなに苦ではなくなりますよ。50回数えると、100回噛んだことになります。

理論ではなく、結果、より元気になる恭子式マクロ。
私が知りたいのは、本当にその人の健康に役立つかどうか、それだけです。

ここまでは、一般的なマクロビオティックの理論ですが、私が本当に伝えたいことは、この先にあります。

私が、玄米菜食を始めた30年前は、玄米？　野菜だけ？　動物性たんぱく質をいっさい摂らないで栄養失調にならないの？　挙句は、従姉妹などからは、「恭子ちゃんの玄米教」といわれた時代でした。

私自身、厳密な正食（動物性食品、甘味をいっさい食べない）を7年しました。また、マクロを厳密にしている方たちも数多く見てきました。

マクロをすると心もからだも自由になる、とは桜沢氏の言葉です。たしかにそのとおりなのですが、私の経験からいうと、マクロビオティックを実践している人たちには、陰陽にとらわれすぎて、むしろ心が自由ではなくなっている方が多かったのも事実です。また、玄米の欠点もあらわれて、からだも自由ではなくなる方もいました。

たとえば、玄米菜食のよさは排毒です。玄米菜食の繊維やフィチン酸のおかげで、排毒してきれいになる結果、病気が治ってくるのですが、厳格な玄米菜食を続けていくと、ミネラル不全に陥り、さまざまな不調が出てきます。

そんなことがわかってきて、分子矯正栄養学を知り、ビタミン、ミネラルの重要性を学びました。

また、食事はおいしくないと続きません。しかも、健康にならなくてはいけません。マクロビオティックの陰陽の理論も、健康になってこその理論です。陰陽の理論どおりに遂行して元気にならなかったら、それはちょっと何かが違っているのです。健康のための理論であるべきで、理論のための陰陽になってはちょっと違っているのです。

何のためにマクロビオティックをするのか。それは、健康になるためです。そのとおりにして健康にならなかったら、それはどこかがおかしい、間違っているのです。

私はこれまで30年余の間、マクロビオティックの教室をとおして、何を食べれば健康になり、何を食べれば病気になるのか、という研究を続け、そこを突き詰めていきました。その結果、この食事をすればするほど本当に健康になる、という食事法を見つけました。

理論ではなく、結果、より元気になるのが恭子式マクロです。自分のからだ、600人を超す受講生の方の実際の体験をとおして、何十年にわたり研究してきた結果の恭子式マクロです。真に健康になりたい方は、ぜひ恭子式マクロを実践してください。病気は「食べ方」と「考え方」の間違いでなるとの恭子式マクロの真髄をお伝えし、皆さまがそのことを実践してくださることで、からだも精神も健康になるからです。

そして、からだの健康だけではなく、心も、運命も、健康に、仕合わせになっていただきたいと思います。

健康については、いろいろな情報が錯綜します。この健康食品はいい、よくない、マルチ商法だ、騙されているなどなど。でも、私の知りたいのは、それが本当にその人の健康にいいかどうか、それだけです。

数々の人体実験もしてきました。その結果、今の私にとっていいと思われるもの（つまり、訂正もありうるということも含めて、ですが）、食事法を伝え続け、そして、真摯な思いで研究してきた結果、玄米の欠点なども発見し、恭子式マクロを確立してきました。

ここで、ちょっと余談です。

「柿のヘタはしゃっくりに効く」というと家族に馬鹿にされますが、「生薬のシテイ（柿蒂）はしゃっくりに効くので医者が処方する」といえば信じるという話を何かで読んだことがあります。シテイって柿のヘタなのに……。これって、薬なら治ると信じ、食べ物で治るというと、そんなことありえないと思う人の心を表していませんか？

恭子式マクロの確立

マクロビオティックの欠点、それを克服するノウハウがわかり、その食事の科学をお伝えできるようになるとともに、恭子式マクロの考え方も確立してきました。

最初は料理のみ教え始めました。森下先生のところで習ったものを伝えることから始めました。でも、料理のみ教えていてもなかなか健康状態が改善されないのです。それで、だんだん、現在教えている内容の食養講座を考えたのです。自分が丈夫になっていったノウハウです。

教室の歴史としては、玄米菜食の料理のみ教える→食べ物による自然療法、マクロビオティックの陰陽気血動や天与(てんよ)の分限(ぶげん)等、地球規模で食べ物を見ることとの食養講座を加える→マクロの欠点を修正した恭子式マクロの食べ方→考え方の修正、と深化させてきました。いずれのときも、おこがましくも教えることはできないけれど、自分の友人を迎え、ともに歩く心でと思いました。うちの教室にいらしたからには、畳の目ほどでもよりお元気になっていただきたいとの思いです。

恭子式マクロの3本柱

自分でいうのも何ですが、私の教室は、非常に治癒率が高いです。その訳と恭子式マクロの真実とが重なりますので、その特徴を書きます。

1　食事を変えれば、病気も治るし、元気になります

本来、人間は雑食動物です。ですから、食べてはいけない食べ物はないのです。マクロビオティックが禁じている動物性たんぱく質（肉や魚）、乳製品、砂糖ですら、食べてはいけないものではないのです。

ただ、病気になってしまった人は、自分の器（うつわ）を超えて食べすぎてしまっているのです。現代人の病気のほとんどが、飽食（ほうしょく）から来た、器を超えた食べすぎの病気であり、人間にとって不自然なものや人工的な食べ物、過度の添加物（てんかぶつ）、砂糖、肉などの摂りすぎです。

癌（ガン）という漢字を思い浮かべてください。口の中に、日に三度、山のように食べたため病ダレがついた、それがガンという字になります。昔の人はどのようにして知って、この漢字を作ったのでしょう。

水野南北（みずのなんぼく）の教えである「天与の分限」（その人には天から与えられた器があり、一生のうちに食べられる量は天から授けられている）を超えて食べ続けた結果、ガンや難病を含めていろいろな病気を引き起こすのです。

病気になると、誰もが「どうして私が？」という気持ちになります。でも、病気というのは天からのプレゼント。病気にならなければ、食生活や生き方を改めずにからだに毒をため続け、

早々に命を失うことにもなりかねません。病気というのは間違いを正すチャンスなのです。

そして、病気を治すということは、薬を飲んで症状を抑えることでも、患部を切り取ることでもありません。食生活を正すということなのです。西洋医学の始祖であるヒポクラテスは、「病気の前後で食生活が変わらなければ、それは病気を治したとはいえない」といった意味の言葉を遺しています。病気は、食生活を改めるきっかけ、ひいては人生を好転させるきっかけなのです。

私自身、かつては食べ物で健康になるなど思いもよらず、食べ物は単なるエネルギー源にすぎないと思っていましたが、マクロビオティックというのは、まじめに実践すれば、確実に病気が改善し、健康になれる食事法なのです。医者に見放されたような難病や、西洋医学では原因すらわからなかった体調不良から解放されるのです。初期の発見であれば、ガンが治ったなど、もはや珍しい話ではありません。

からだの自然治癒力を高める食事法ですから、どんな病気にも対応できます。ガンでも、糖尿病でも、免疫不全の病気でも、花粉症でも、ウツ病でも、怪我ですらも。何々病には効くが何々病には効かない、という食事法ではないのです。

現代の病気のほとんどは、排毒すれば治るといっても過言ではありません。その点、玄米菜食のデトックス効果は強力ですから、その効果は絶大です。

その仕組みについては、こんなふうにイメージしてください。

たとえていうなら、玄米とは、竹ぼうきを持ったドブ掃除人なのです。病気をしている人の血管は、ドブのようにヘドロが溜まっています。病気というのは、糖尿病のような生活習慣病、今や死亡原因の1位となっているガン、国民病とまでなった花粉症、アトピー、そして、精神の領域のウツ病など、すべての病気です。そのヘドロの溜まったドブ（血管）を、「玄米」という竹ぼうきが掃除をしてくれるのです。肉や甘いものはゴミです。新たなゴミを入れない、ということもしていかなくてはいけません。これが「菜食」です。

この掃除が終わると、ドブ（血管）は、サラサラと流れるきれいな小川に変わります。玄米菜食を始めて1年ほどは、今までの不調や病気がみるみる消え、からだが軽く、快調で快調でしかたがない時期になります。個人差はありますが、目安としては、厳密なマクロビオティックをして8か月くらいでこの状態になります。

ただ、始めてから1年間は、さまざまな「好転反応」があらわれます（よくなるときに出る、一見悪くなったかのように見える症状）。ヘドロがじっとドブにたまっているときは底に沈んでいて、上をさらさらと水が流れているように見えます。そのドブを玄米という竹ぼうきで掃除をすると、ウワアーとドブ全体が濁り、一時的に、むしろ前より汚くなったように見えます。このとき、だるい、眠いといった症状があらわれるのですが、これが好転反応です。その血液中の汚れがからだのどの部分に出るかによって、症状の違いがあります。

このとき、皆さんは不安になります。だるい、眠いなどの陰性反応のフォロー、なかなか甘いものをやめられないときのフォローなども必要になります。

私も、好転反応が出たとき、誰も相談する人もなく、不安な思いでいっぱいでした。実は、マクロビオティックを実践するうえで、これを乗り切れるかどうかがポイントになるのです。あの頃、好転反応について教えてくれる人があったら。それは好転反応ですよ、とか、前に比べれば甘いものの量も減ったでしょ、とか、◯◯よりマシになったでしょ、と指摘してくれる人があったら、どんなにか安心できたか。そんな思いもあって、教室を開いたのです。事実を指摘してもらうことにより、持続できていくのです。

2　2年目からの恭子式マクロビオティックの科学

マクロビオティックを実践して元気になり、花粉症やアトピーやガンや糖尿病や数々の難病が治ってしまうまでというのは、シンデレラ物語でいうと、シンデレラが王子さまと結婚するまでのお話です。もちろん、そこまでも結構大変ドラマチックなお話です。

ところが、このシンデレラ物語には続きがあるのです。

普通の人生は、結婚してからの方が大変ですね。それからのほうがなが〜い人生です。シンデレラが結婚してお妃となり、そののち、皇后となって、王様（夫）が国を治めるのを助けていく、そこからのほうがいろいろドラマもあり、責任もあり、と考えると、その大変さが実際理解できます。

2年目からの恭子式マクロは、シンデレラの物語のその後、結婚してからのシンデレラの物語だと思ってください。

私は、マクロビオティックの食事によって元気に、健康になってきて、厳密な玄米菜食(正食といいます)を7年間続けました。

ところが、数年たつと、だんだん、だるい、寝ても寝ても眠い、風邪も引くようになる、以前治った口内炎ができる、などの不調があらわれ、食事の陰陽を工夫しても治りません。粉ものが食べたくなるので、マクロのおやつをよく作って食べました。何か物足りないのです。マクロの指導者にその理由をうかがっても、陰性のものを食べすぎたから、陰陽を間違えたから、との回答です。陰陽の考え方は、西洋医学一辺倒の薬漬けの考え方から、それ以外の見方もあるよ、と目を転ずるうえでとてもよい価値観です。ですが、陰陽もすべてではありません。

そして、まわりを見ても、玄米菜食をまじめにやっている方ほど逆に不調になってくる方が結構いる、と気がついてきたのです。マクロの食事を始めて、抱えていたそれぞれの難病が改善されて元気になるのですが、数年たつと、今度は元気がなくなるのです。年配の方などはむしろ、普通の食事の方のほうが若く見えます。何年もマクロの食事を続けている方々は独特の顔色で、私にはすぐわかります。自分も含めてみんな、何か変! なのです(＊具体的な症状は、61頁に詳しく書きました)。

健康になるために始めたマクロビオティックですが、続ければ続けるほど健康にならなければどこかおかしい。最初は、医者に見放された難病も治ってくるのですが、数年たつと、生命力がなくなってくる、それはどこかおかしい。ではどうすれば、自分にとって、人間にとって真の健康が得られるのか、神に祈る思いで突き詰めていきました。

　そして、玄米菜食の中でよいとされる、たとえば繊維など排泄・排毒作用のあるものが、今度は逆に悪さをする、ということにまず思い当たりました。先に書いたように、玄米という竹ぼうきは、掃除が終わっても、がりがりと小川の底までひっかいて、必要なものまで出してしまうのです。つまり、排毒作用のあるフィチン酸がミネラル吸収阻害をする、などの面がわかってきたのです。

　玄米菜食のよさは、排毒、デトックスです。玄米菜食の繊維やフィチン酸が、体内の毒素を排毒してきれいにしてくれる結果、病気が治ってくるのですが、厳格な玄米菜食を続けていくと、ミネラル不全に陥り、いろいろな不調が出てくるのです。

　ミネラル不全は、代謝（たいしゃ）不全を起こします。取り入れた食べ物を、体にとって必要な栄養成分として変化させ、吸収することを代謝といいます。その代謝ができなくなってくるのです。

　マクロビオティックの食事の幅を広げようとし、小魚などを食べようとしても、すぐ腎臓系の病気になったり、風邪を引いたりするようになりました。私の場合も、代謝に必要なミネラルが足りていなかったのです。

　そこで、いろいろなミネラルのサプリメントを、私自身のからだを使って試しました。ミネラルというのは酵素と一緒でないと吸収できないという特徴があります。お風呂のバスタブから出るときも、自分の足を持たなければいけないほど力がなかったのが、これはというミネラル剤に出合って3日で、体内に速やかに吸収されるのがわかりました。厳格なマクロビオティックの食事で純粋なからだになっていますから、良い悪いはすぐわかるのです。

私はミネラルのサプリメントを摂るようになって、風邪を引かなくなり、口内炎ができなくなるなど、数々のミネラル不全がなくなりました。61頁に書いた症状はミネラルを摂ればほとんど解消します。そして、バカ食欲や甘いものへの衝動が収まり、腹八分目が何の苦もなく意志の力なくできるようになりました。

また、純正な玄米菜食ではなく、分搗き米に、根菜、葉菜、大豆、豆製品、少量の魚、時には鶏のささみなどを摂ることができるようになりました。異常な食欲、肉は食べたいと思わないけれど甘いものは無性に食べたくなる、という衝動も、ミネラル不全が解消されると同時に解決しました。意志の力ではありません。結局、足りないものがあると、むやみやたらに欲しくなるのです。

「あゝ野麦峠」で有名な『あゝ野麦峠　ある製糸工女哀史』(明治時代に始まった製糸工場で働く少女たちの過酷な労働の話)の中で、育ち盛りの少女たちは野菜とご飯中心の食事だとお代わりをして食費がかさむので、煮干の粉を食べさせたらそれほどお代わりをしなくなったというエピソードがあるそうですが、正食をすると、ほとんどの人が、食事が終わったあとで何か食べたくてしょうがないという状態に陥ります。

また、風邪を引いたり、何か不調があったりすると、食べすぎたからとか邪食をしたからといって自分を責めます。誰もがこうなりますが、その精神構造はハッピーとは思えませんでした。先に書いたように、ミネラルがあればこの問題も解決します。

こうして、私の一貫した恭子式マクロの玄米菜食理論、が完成しました。

1. 病気を持っているとき、最初は完全な玄米菜食、マクロビオティックで、排毒、デトックスをしっかりすること。

2. デトックスが終わり、からだが治ってきたら、マクロビオティック三昧ではなく、食べ方を変えること。

❶主食は、発芽玄米、または、3～5分搗き米に、雑穀（黍、稗、粟）を混ぜたものにして、

❷副食は、旬の野菜（根菜、葉菜）、海藻、ゴマ、大豆、豆製品の植物性たんぱく質を中心に、動物性たんぱく質（鶏のささ身等）、魚介類（小魚、白身魚、いわし、鮭、牡蠣など）を少量、

❸副食の量は、主食を超えず、

❹とにかく、よく噛む。

❺砂糖は食べない。

具体的には、昭和30年代の庶民の食生活、を目安にしてください。また、妊娠中もこの食事を目安にしてください。

やればやるほど健康になるものでなくては本物ではありません。科学とは、10人が試して10人同じ答えがでることです。そのとおりにすれば健康になれるという、実績にもとづいたものが、恭子式マクロです。シンデレラ物語のその後も、健康で仕合わせな人生を送りたい方は、どうぞ恭子式マクロを実行してください。

3　元気になる恭子式マクロの考え方

病気を治すのではなく、治る自分（運命）になる。

恭子式マクロには、デトックスが終わった時点で食べ方を変える科学ともいうべき方法とともに、もう一つ大事な特徴があります。それは、物事を大きくとらえて、自分の運命を健康に変えていく知恵です。決して食べ方の科学だけが恭子式マクロではないのです。

病気になりやすい人は、病気を治すことだけを考えます。いえ、ほとんどの人は病気を「治す」ことを考えます（かつての私もそうでした）。でも、恭子式マクロは、その意識を変えていくのです。決して、マクロビオティックの知識だけをお教えしていくのではないのです。

大らかに、大らかに、物事を大きくとらえること、地球規模で考えることを伝えていくのです。もっと大きく生きることを感じないと生まれてこない心が「感謝」です。

実は、これこそが、恭子式マクロの醍醐味であり、秘密なのです。心が穏やかになると、からだが治癒力を増すのです。このためのノウハウの第一は、「感謝」の心が出ることです。

たとえば、1回目の授業で必ずいうことは、

「今日、この教室に来ることができたのは、たくさんの好運が重なった結果です。病気がありながらも、ここまで来られるだけの健康があったでしょう。電車に乗るお金もあったでしょう。教室の受講料を払えるお金もあったでしょう。それは、ひょっとして今朝、喧嘩した旦那さまのお陰かもしれません（うちの教室に来ると、夫婦仲がよくなります。健康の基礎は、家庭の和でもあるのですが、時々、その意味を間違えて、働いて受講料を自分で稼ごうとしてしまう受講生もいるのですが）。

そして、食事を「いただきます」といっていただく前に、自然という力、作ってくれた生産者、運んでくれた流通機関、お店、作ってくれた人にも感謝です。目の前にあるご飯、野菜、どれも、自分で生み出そうとしてできるものはありません」


また、生きることに大らかになること。その感じ方をつかんでもらうために、野草について教えたり、石鹼の話をしたりします。

「皆さんの持っている能力を使ってあげないから、能力がどこに行こうかなあ、と病気のほうにいくんです。もっと気を配りなさい。もっと授業の中で仕事を探して動きなさい」

といいます。はじめは皆さん戸惑います。マクロビオティックの知識と料理を習いにきたと

思ったのに、何だか関係のないように思える気の配り方の注意をされるのですから。

最初は「厳しい」といわれます。私の教室では助手がいません。ですから、自分たちで、材料も測らないといけません。助手が用意をしてしまうと、皆さん、食べるだけになって、自分で作れないのです。私の教室は、食べておいしかった〜、で終わる教室ではありません。自分で作って食べて、健康を取り戻していかなくてはならないからです。

実はこれは、自分を解放し、自分の頭で何を食べれば健康になるか、を探していく自立を得ていくコツでもあるのです。厳しいといわれますが、不思議なことに、顔がどんどん明るくなっていくのです。それは、心が素直になり、自分本来のよさがどんどん出てくるからなのです。厳しいのは、自分の器を知っていくこと、自分をあるがままにまず見つめることが厳しい作業だからです。

そして、これを通らないと、本当に健康になれないのです。でも、私の皆さんへの「愛」が伝わると、とても素直になられます。心の自己改革をも成し遂げていくのです。本当に、皆さん、優しいお顔になり、笑顔笑顔の教室になっていきます。

目先の病気治しだけのマクロビオティックは、注射1本で病気が治ると思う「ご利益主義」です。自分の体質は、実体でもあり、自分の器です。それを知ったうえで、本来誰でも持っている輝く運命も発見していくのです。

一つの具体的な例を挙げましょう。

家に入ったら普通はコートを脱ぎますね。わが家は屋内に入ったらコートを着てくださいね、と冗談でいうことがありますが、暖房をあまり使わない家です。無駄な電力をなるべく使わないように、地球に優しく、といいながら、大きな公共施設のビルの冷暖房完備の中で授業をしていたら、「そうよねえ、節約しなくては、エコよねえ」とそのとき頷くだけで、自分は実行しないとなるのです。ですから、教室ではなるべく冷暖房を使いません。クーラーは使ったことがありません。暖房が必要なときになると床暖房を入れますが、それも低めの温度です。するど、寒いという中で、厚着の習慣がついてくれるのです。実行してくれるようになるのです。一応、厚手の靴下を忘れてきた人のために置いてあります。これも、いつも常連で借りている人もいます。それでも、なかなか伝わらないのです。このことを発展させて、自分の家で実行してほしいのです。これが、自分のからだの過保護、過栄養から抜け出す助けになるのです。こうした教えと実行が、厳しいといわれるゆえんでもあります。

もう一つ、具体的な例を挙げてみます。

できあがった料理を盛り付けるとき、器の正面に立って、絵を描くように美しく盛り付けなさい、といいます。餌じゃないのだから、とも。このとき、皆さんは正面に立たないで、横から手を出して、盛り付けたりします。私はすかさず注意します。そんなとき、いつも繰り返し繰り返しいうのが、「あなたを咎めているのじゃないのよ、人格否定をしているのではないのよ」ということです。口を酸っぱくしていわないと、日本人は、咎められていると思う人が多いからです。物事本位で、あ〜、そうか〜、で改革していけばいいのです。この具体的な注意を教室の実習でたくさん経験していくと、自己否定をしなくなり、物事本位になります。よく見られたいという自分の「鎧かぶと」を外す作業になってくるのです。ですから、教室の卒業生は「仕事運」がよくなるのです。

でも、こうしたことこそが、病気を治す妙薬なのです。

つまり、病気を治すために、この食べ物を食べるといいとか、この食べ物は食べると治らないとかといった具体的な知識よりも、自分の運命を、「治る」運命に変えていくことのほうが大事なのです。

すべての開運のもとは人間関係、といっても過言ではありません。人に愛される人柄の人は、リストラにあっても、また仕事に縁ができます。人が応援してくれるからです。病気も？ と思われるかもしれませんが、病気も、まわりに愛される人は治りが早いのです。

皆さんは、「結果」を求める思いが強いです。たとえば、玄米菜食で一番即効性がある便秘であっても、3日で効果が出る人ばかりではありません。基礎科の受講生で、3か月たってやっと便秘が治りました、と報告した人もありました。でも、皆さん、これが待てないのです。植物の種を蒔いて、早く芽が出ろとばかり、毎日、芽が出たかどうか、埋めた土をほじくり返しているような行為をついしてしまうのです。待たないといけないでしょう！

だいたい、食べ方と考え方の間違いで何年もかかって引き起こした病気を、数日や数か月で完治すると思うほうが傲慢でしょう（すぐ効くものはステロイド剤のようなものです）。これは、受験勉強もしないで、志望校にうかりますようにと神頼みするようなものです。何の準備もしなくて不摂生しているのに、治せない藪医者め、とか、ウデが悪い医者め、とかいうのと同じです。原因の大半は自分です。何でも自分の思いどおり、自分の描いたシナリオどおりにはなりません。治りやすい生き方に変えていかないといけないのです。

いい流れで生きていくと、結果は吉となります。ことは、よい流れの中に自然に起きてきます。すべては、原因があって結果があるのです。求めすぎない、言いすぎない、食べすぎない。すぎない、すぎない、自分の器を超えないことも大切です。

「治す」のでなくて、「治る」自分になるのです。「治す」のではなくて、いい流れに運命が変ってきて、自然とよき「因」が引き出され、治るのです。人工工作はしないでいいのです。誠実に誠実に、地道に地道に、コツコツと、人の心を大事に生きていれば、自然と「結果は吉」となるのです。人に愛される自分になってくると、今ある悩みは解決するのです。病気であっても。

経済は人の道、健康は仏の道（を守ること）と昔からいわれます。

コラム

ミネラル不全のサイン

ミネラル不全のサインを箇条書きにします。カッコの中は、予想されるミネラル不足です。

・寝ても寝ても眠い。

・風邪を引きやすいなど感染症に弱くなる——亜鉛不足

・だるい。体力、気力がなくなる——オールミネラル不足とたんぱく質不足

ただ、玄米にきりかえてすぐの好転反応としての陰性のだるさと混同しないように。

・貧血。とても多くの女性がなります。マクロビオティックをやっている妊婦さんは引き受けない、という助産院もあるそうです——鉄、葉酸、ビタミンC、たんぱく質、銅、ビタミンB12などの不足。ビタミンB12は動物性食品に多く、野菜には含まれません。単純に鉄だけの不足の問題ではないのです。

以前、マクロビオティックの当時の指導者に聞いたところ、菜食者のヘモグロビンは少なくてもよい、また、陰性食（果物、甘いもの、陰の野菜）の摂りすぎが原因と説明されましたが。ただし、この貧血問題も、白米肉食をしている貧血患者の人は、逆に、3か月間、動物性食品いっさいなしの正食のマクロビオティックをすれば治ります（ですから、一概に論じることは難しいです）。

・お酒に弱くなる。今までお酒に強かった人も、意識を失うほど弱くなります。

・記憶力の超減退。

マクロビオティックをはじめてしばらくは、とても記憶力がよくなり、商売のカンがよくなったと喜ばれます。そうではなく、マクロをして数年たって、ミネラル不全のサインと

してあらわれたときの話です。

・歯の磨耗、虫歯。
　私は2年ほど歯医者に通いましたが、「すごく、使っている歯ですね」といわれました。赤ちゃんの頃からマクロビオティック食の小学生の長男はずっと虫歯のない優等生でしたが、突然、虫歯だらけになりました。生まれて初めて生えた乳歯がすでに虫歯だったという厳格なマクロビアンの人の赤ちゃんもいます――カルシウム不足

・骨折が相次ぐ――カルシウム、マグネシウム、ビタミンC・Dなどの不足

・動物性食品も甘いものも摂っていないのにイライラ――カルシウム不足

・爪の異常。爪に横筋が入る――カルシウム不足

・爪に白斑――亜鉛不足

・足がつる――マグネシウム不足

　これも、先に書いたことと一緒の現象で、マクロビオティックを始めてすぐは、飽食時代に足がつっていたのが治ります。かほどに、過不足なく、玄米の効果、そしてその反対の欠点を伝えることは難しいです。

・口内炎――ビタミンB2・B3・B6・B12、鉄、亜鉛などの不足。飽食時代の口内炎は、マクロビオティックをすると治ります。普通、口内炎の治療にはビタミンB12を摂れば治るのですが、ミネラル不全を起こしている場合はそれだけでは治りません。ちなみに、マクロビオティックとしての回答は、ゆるんで（陰性）噛んでしまう、食べすぎですが……。

・一度治った水虫、痔、がまた、治らなくなる。

・老けて見える。顔が黒くて、深いしわがある正食者が多い。

・むくむ。だるい。体重が一定しない。尿が無味無色に限りなく近くなる――たんぱく質不足

第二大根湯（60ccの大根おろしの絞り汁と120ccのミネラル水、小さじ1弱の塩を煮立てたもの）を使うと改善されますが、連用は避けること。つまり、代謝、利尿が悪い。

余談ですが、尿療法（尿を飲んで難病を治した体験談）は、一種のミネラル療法ではないか、と私は思います。世界で一番高価な尿はアメリカ人の尿だ、という話がありますが、アメリカ人はスーパーでもミネラル剤がお手軽に売られていてよく飲んでいる、そして、そのミネラルの余分は尿として出てしまうため、といわれています。

・子どもの低身長――亜鉛不足

中近東のある地方で、未精白小麦だけに近い食事のところで小人が多く、亜鉛を投与すると改善される。

・正食でいうところの邪食（動物性たんぱく質や甘いもの）を食べると出る排毒反応。

これが一番曲者で、だから邪食は悪いとされてきましたし、そんなに気にしなくても、といわれても反応が事実出てしまうので食べられない人が多かったのです。私も少し食の幅を広げようと思って、つまり、正食からゆるマクロにしようと思って、魚を食べると腎臓系の病気、たとえば、膀胱炎やら中耳炎にかかったり、目が赤くなったり（肝臓で解毒できない）して食べられませんでした。甘いものを食べると風邪を引きます。

ガンの患者さんが、正食でぐんぐんよくなってきたところで食の幅を広げたら再発した、という話をよく聞きます。これは、排毒によるミネラル不足です。ですから、単に、幅の広いマクロビオティックに切り替えるだけで

健康になれる人と、切り替えられない人とがいるのです。

・陽性便秘。玄米を食べ始めると即効性のあるのは便秘が治ることですが、何年かたつと逆に便秘になる人が出てきます。玄米を食べているときの便秘は問題ないと正食ではいわれますが。――マグネシウム不足

私はいつも、「大きい便り」と「小さい便り」は重要です、といっています。からだの中からの「便り」なのです。玄米を始めて、からだの中で内臓が大改革を始めたサインでもあります。バナナのような便りが出始めれば、自覚としてまだ病気が治っていなくても、よい変化が体内で起こっているのです。ですから、「大きい便り」は実に重要なのです。

それが、マクロビオティックを長年続けたときに、コロコロ便になってきて、次には便秘になってきます。ミネラル不全なのです。

恭子式マクロとは①

自分が自分の主治医になる

最近、恭子式マクロに関心を持ってくださる方が増えました。教室にも、長年マクロビオティックを実行して、花粉症なり、アトピーなりが改善されたものの、数年たつとまた花粉症が再発したり、体調の不調を感じたり、という方が、今度こそ本当に健康になりたい、そう思って教室にいらっしゃるようになりました。

その方たちは、最初、どんな食事に変えれば今度こそ健康になれますか、この症状はどうすれば治りますか、と質問攻めです。

皆さんは、「マクロをやっているのですけど、花粉症が治りません」と、抗生物質を処方してもらって、それを飲めば即効で治る、という形の回答を私に求めます。注射1本打てば治る、という形を求めて質問し、私にその回答を求めて来られるのです。このことは、表面的には食べ物のことであっても、西洋医学のクスリに頼る、医者に頼る、という形と依存の形は変わっていません。でも、これでは駄目なのです。

自分が自分の主治医になる、というのも恭子式マクロです。これは、食べ物のことだけではなく、生き方、考え方を変えることに通じていきます。

今この症状には何を食べればいいのかが自分でわかるようになること。高名な医者がいったことでも、マクロビオティックでいわれていることでも、もっといえば恭子式マクロでいっていることでもなく、自分のからだの結果がすべてなのです。やってみて結果が出たもので自分で診断するのです。

私は、教室の受講生の方には、まず「1週間分の入れたものと、出したもの、の記録を書いて持ってきて」と伝えます。つまり、1週間分の食べたものと、大便・小便の記録です。これは、マクロビオティックをスタートするうえで、必ず実践してほしいことの一つです。

というのも、「私は甘いものは食べていません」という方も、記録をつけてもらうと案外食べていたり、また逆に、「意志が弱くて、すぐ甘いものを食べてしまうのです」という方も、一般から比べるとほとんど甘いものを摂っていなかったり、事実と自己申告が違うことが多いのです。

以前、記録をつけてダイエットに成功しよう、といった内容の本がベストセラーになりましたが、記録をつけると自分の実際の食事が自覚できます。そして、自覚することで、それを改善する気持ちが出ます。また、人が聞いてもわかるように具体的にいうことで、より正しいアドバイスができます。これは、私が正しいアドバイスをする、ということのためだけでなく、本人がどういう食事をすればいいのかが自分でわかるようになる、という目的のためのものです。

私の目的は、皆さんに自立していただくことです。私がその方の家にまで行って、その方に一生ついていてあげて、「これは食べちゃ駄目、今の症状にはこれを食べるといいわよ」といってあげることはできません。

「真実」とは、ありのままの現実、のことです。ありのままの現実を受け止められないところに「悩み」が生じます。この現実が「1週間分の記録」なのです。

恭子式マクロとは② 知識を智恵に変える

私の教室では、とくに新入生さんは、私の授業を最初は、きょとん、きょとん、として受けていきます。ちゃんとマクロビオティックの食事をお教えし、できあがった健康になるマクロビオティックの食事をお昼ご飯として食べるのですよ。でも、教室の終了後に書いていただく卒業生のレポートを読んでも、「レシピを習う料理教室ではなかった」というのです。

皆さんの病気を食事で改善するのが、もちろん目的の教室です。ですから、目先の病気治しから始まりますが、究極は、その方の運命を健康にしていくことが私の大いなる目的なのです。自分の病気を治す、というだけの小さな目線から、大きく世の中も見る、自分の病気と食べ物の関係、人間にとって自然な食べ物とは何か、といった目線も培っていくようになると、遠回りのようですが自分の病気も治っていきます。昔はなかったような病気、たとえばアトピー、花粉症、もっといえば、ガンや難病など。これらも、根本は人間にとっての自然の食べ物、量から逸脱したことにあります。

アトピーの方などは、最初は無添加のものを必死になって求めます。除去食の人たちも、これは駄目、あれは添加物が入っていて駄目、と神経を使います。もちろん、これは必要なことですが、自分と自分の家族だけいい物を手に入れればよい、と究極のところでは思っているのです。

教室の受講生も、はじめは非常に利己的です。こういう無添加のものがいいわよね、とは思っているのですが、本心は自分だけそれを手に入れればいいと思っているのです。また、陰陽についても同じレベルでとらえます。

これを、世の中の目線に、大きく地球規模で見る目線に変えていってほしいのです。完全というのは人間界にはありません。どんなに無添加のもの、陰陽が正しいものを摂っていても、アトピーも完全には治りません。治らないながらも、地球規模で人間にとって自然な食べ物とは何か、皆が自然な食べ物を食べられるように、という目線ができてくると、不思議なことに、自分のアトピーも軽減してくるのです。

究極は、自分が仕合わせな人生を送ることです。病気が治ろうが治るまいが、生きているのです。その人生を充実させ、仕合わせにすること、これが目的です。これを読んでいる方も、教室の受講生も、書いている私も、必ず一度は死にます。その生きている人生を仕合わせにすること、そのために健康も必要なのです。

私の授業で、一見無駄話と思える、病気治しのマクロと関係ないような私の話を聞いているうちに、皆さんのアンテナが変わってきます。世の中の情報をキャッチするアンテナになってくるのです。今までも発信されていたけれど、気がつかなかった情報です。そして、自分の目線を地球規模にしていくことによって、実は、アトピーなど、人間にとって不自然な病気が治っていくのです。あるいは、とらわれなくなっていくのです。陰だの陽だのとこだわって、ますますノイローゼになって病気を深めていっている方もいます。こういう方の目線を変えていくことも、恭子式マクロなのです。

今までのマクロの知識は間違っている部分がある、そう思って、新しい恭子式マクロの知識を習おうと思って教室にくる方もいます。ところが、1＋2＝3という「マクロ」の数式が間違っていて、新しい「恭子式マクロ」の1＋2＝4という数式がある、と思っているのです。それは、知識に頼るということであって、問題解決にはなっていないのです。他の知識に変えるのではなく、知恵を身につけていってほしいのです。その、知識を知恵に変えるヒントが恭子式マクロでもあるのです。

もちろん、数式の間違い、つまり、科学としての間違いもあります。それは、具体的に受講生の食べるもの、「1週間の入れたものと出したものの記録」と望診でみてもいきます。

恭子式マクロとは③　続・病気を治すのではなく、治る自分（運命）になる

何度も書きますが、「治すのではなく治る運命になる」ことをめざしてほしい、と思っています。

春になると、教室には新入生たちがいらっしゃいます。皆、不安を抱えて、自分のこの病気を治したい、と思い、いつもながら、たくさんの質問を抱えていらっしゃいます。

私は、持っている疑問はそのまま置いておいて、まずは、今日勉強したことを素直に地道に実行していただきたい、と申し上げます。

たとえば、自分は右の肺ガンですが、左の肺ガンの人の治った例では不安です、自分の場合はどうすれば……など、細かく質問したがります。

私の答えは、同じです。階段の踊り場の質問は保留にしておいて、まずは、今日教えたことを実行してください、と。今日の足元の階段の1段を上ってほしいのです。いずれ、わかってくるのです。でも、皆さん、待てないのです。

この食べ物という科学は、2週間後には答えを出してくれます。からだがよく変化してくるのです。バナナのような大きい便りが出ます。それに伴って、からだが軽くなる、よく眠れる、肌がきれいになる、などの変化があります。ただ、これも、まだ、自分の抱えている病気が治らないと、この変化が小さいと思って感謝できない人もいます。

人間は肉体がある限り、病気は必ずします。でも、病気になっても治ればいいのです。食べ方を変え始めて、つまり、病気が治る「種を蒔いて」、土をかぶせて、毎日、適度な水をやり、何週間後、何か月後に、芽が出てくるのです。それを、種を蒔いて、毎日、まだ芽が出ない、芽が出ない、と、土をほじくり返すのです。

待たないといけないのです。でも、努力、食事を変えること、はしないといけません。時期を待つ心が必要です。

でも、私の教室の奇跡は、半年後には、皆さん、考え方も変わってくるということです。つまり、からだが元気になり、生き方が変わってくるのです。穏やかな心になってきます。心が穏やかになると、いいホルモンが出ます。するとからだも元気になってきます。治すのではなく、治る運命になることをめざすとは、どういうことかがわかる入口に立ちます。

今は藤の花が満開の季節です。藤は、伝うものがなければ、地面を這うより仕方ありません。ですが、藤棚を作れば、棚から見事な藤の花の房を垂らします。藤の花は変わりません。でも、棚ができれば、見事な花を咲かせられるのです。

「運がいい」とは、藤棚ができることです。藤の花が別の花になるのではありません。自分の花を見事に咲かせられるのが、運がいい、開運するというのです。決して、別の花になることではありません。人生の目的は、病気を治すことではありません。自分の花を咲かせることが人生の目的です。

恭子式マクロとは④　振り子の原理

ちょうどいい健康状態を、振り子がまっすぐになった状態とします。病気の場合は、その振り子が極端に右なり左なりに偏って振れてしまっている状態です。重い病気の場合は、それが大きく振れているのです。その重い病気を治すには、振り子をその幅と同じだけ、反対側に振らないといけません。元の中庸(ちゅうよう)、健康状態をまっすぐに戻すには、反対側に同じだけ大きく振ることが必要です。これが、マクロビオティックの厳しい玄米菜食を守らないといけない時期になります。そして、だんだんとその振り子の振れ幅が小さくなってきたら、小さく、つまり、少し幅の広い食事にしていけばいいのです。

だから、病気の重い人は、しばらくは厳しいマクロビオティックを守る必要があります。1年間は厳しい玄米菜食をしてください。風邪くらいの軽い病気の人は、2〜3日の厳しい食事、たとえば、玄米クリームだけとか、半断食をするとか、と考えればいいのです。

望診などをして、その人が一番健康だなと思う状態というのは、実は、風邪を引いて治った（軽い病気をして、といってもいいです）直後だといわれます。からだの状態が大きく傾いてきたので、それを真ん中に戻そうとする体の防衛反応が、風邪を引いたり、お腹をこわしたり、という病気という反応なのです。左に振れて不健康状態になってきたので、反対側の右に振れさせて、つまり風邪になって、真ん中に戻していくというのが病気の原理でもあるのです。病気は悪ではないのです。バランスを取り戻そうという生体反応でもあるのです。

限りなく中庸、つまり健康な状態になったら、目安は、昭和30年代の庶民の食生活です。なあんだ、今の自分の食事でいいのか、と誤解しないでください。もはや、昭和30年代は、時代劇かと思うくらい歴史上のものになってきました。映画「ALWAYS三丁目の夕日」に描かれている日常は、暖房も火鉢（ひばち）でしたし、夜は重くて分厚（ぶあつ）い布団（ふとん）に湯たんぽでした。映画の中に食生活は描かれていませんでしたが、推して知るべしです。

コンビニも、ファストフードレストランも、今は石を投げれば当たるほどありますが、その時代はまったくありません。おやつも、お芋をふかしたものや、お餅を焼いて醤油をつけたものや、ただいまあ、といって学校から帰ってくるとちゃぶ台の上に大根の煮たのが置いてあった、とかの世界です。肉なんて、「今日もコロッケ、明日もコロッケ♪」という昔の歌のとおり、めったに食べません。NHKの連続テレビ小説「ゲゲゲの女房」の中の質素な食生活です。ご飯（米）が主で、「居候（いそうろう）、3杯目にはそっとだし……」といわれたように、ご飯は3杯もお代わりをしていたのです。芋の煮っ転がし、ほうれん草などの青菜のおひたし、焼き魚、汁物といった一汁三菜（実は、江戸時代は、一汁三菜といえば大ご馳走だったのですが）。でも、昭和30年代はこれが庶民の食生活だったでしょう。

恭子式マクロ⑤　食で運命を変え、自分の花を咲かせる

先に江戸時代の易学者、水野南北（みずのなんぼく）のことを書きましたが、ここではもう少し詳しく説明します。

水野南北は、食を改めることにより、自分の粗雑で乱暴だった運命と健康を変えました。具体的には、1年間、麦と大豆のみを食べる、ということを実行して運命を変えたのです。その後、食を通じ、人びとの吉凶も占う力、百発百中といわれる望診法で、人びとを導きました。そして、それが認められて、高い位にまで上りました。

水野南北について書いたのは、今、病気で辛い思いをしている人に、食を変えれば元気にな

りますよ、という希望を伝えたかったからです。

「食で運命は変わる」と、私はこれまでの著書の中に書きました。しかし、正確にいうと、ちょっと違うのです。そこまで伝える、もっと深いところまで伝えるスペースがありませんでしたので、少し説明不足になっていたかもしれません。

ここに書いた「運命」というのは、今、世の中でいわれている運命とはちょっと違うのです。皆さんは、運命を変える、開運するというと、立身出世のあの有名な社長のようになれるとか、金メダルをとったあの選手のようになれるとか、そんなふうに思う人が多いようです。

でも、スーパースターになることが開運ではないのです。自分と違う人になることが開運ではないのです。宝くじに当たることが開運ではないのです。

皆さんは何の花がお好きですか？　自分はその花だと思ってください。私はたんぽぽの花です。バラの花もいるでしょう。菊の花もいるでしょう。どくだみの花もいるでしょう。桜の花もいるでしょう。藤の花もいるでしょう。

「運命」とは、**生きていこうとする力です**。バラの花の運命とは、バラの花としてしっかり生きていこうとするその力です。自分の器を悟って、(自分は何の花か)、その器を知ることです。バラの花なのに、秋に咲く菊になりたいと思うから悩むのです。桜は春に咲きます。菊は秋に咲きます。バラの花に菊に与える肥料をやっても、無駄な努力になってしまいます。

バラなのに、どくだみのように十薬（じゅうやく）(どくだみの別名) といわれる薬効（やっこう）を持った花になりたいと思うから悩むのです。開運しないのです。

人から見れば、女王のように美しいバラなのになぜ悩むのか、と思うでしょう。どくだみの花は、くさいくさいといわれ、美しいバラに憧れているかもしれません。しかし、どくだみはくさいのです。それは仕方のないことなのです。くさいといわれることを気にしていても仕方がありません。十薬といわれる薬効で人様のお役に立てばいいのです。

自分のよさで人に貢献できる、というのが自分の花を咲かせること、つまり、開運なのです。バラはバラの器に自信を持つことです。どくだみはどくだみの器を悟り、人のお役に立つことが開運なのです。

仏教でいうところの悟りです。悟りとは、自分の器を明らかにする、あきらめる、ことです。どくだみはくさいのです。ですから、そのことはあきらめてください。それを受け入れて、自分の花を咲かせるのです。これが開運です。

自分の運も、人のために使わないと枯れてしまいます。どくだみの花がバラの花になることが開運ではありません。水野南北も、運命を変えたのではなく、自分の器を悟って「わが運命を磨いた」のです。それが開運です。

自分の運命を悟って磨くから、心明るく、夢を抱いて生きられるのです。自分の運命を悟れないから人の言葉に呑まれ、心ふりまわされるのです。

「ひとはひとなり、
われはわれなり。
人を見るなよ、人の姿は、糧とせよ。」と昔からいわれます。

恭子式マクロ・番外編

私のブログに、こんなコメントをいただきました。

「先生、お酒は飲んでもいいのでしょうか？　たとえば日本酒ならお米を精米（せいまい）していますので、よくないような気がします」

私はお酒は大好きです。昔から、「酒は百薬（ひゃくやく）の長」といいます。また、神棚にお供えする「定番」をご存じですか？

・常緑樹……常に平和を願う
・塩……真っ白な純粋な心で神にすがる
・米……お米のように欠点を洗い流し、人のお役に立つ
・水……過去（悪いことも良いことも）を洗い流して、心もいつも流して
・酒……お酒を飲んで楽しいように今日も1日楽しく

ほどほどなら心を楽しくするのでいいのではないですか。ほどほどならね。とは、なまけものの恭子式の答えです。もう少し気障にいえば、仕合わせに生きるのが生きる目的です。ただ

し、これはマクロビオティックの答えではありません。砂糖もお酒も陰性です。陰性のお酒に合う肴（さかな）は、陽性の肉や魚となるのでいけない、とマクロではいわれます。厳密にいうと、マクロビオティックではお酒は陰性なので飲んではいけません、が答えでしょうね。

それよりも、私が気になったのは、「日本酒ならお米を精米していますのでよくないような気がします」のところです。玄米が100%善で白米は悪としている考えです。

『岡田恭子のハッピーマクロビオティック教室』の読者のレビューに、こんなものがありました。

「マクロビオティック三昧（ざんまい）をしようと思って買ったら、分搗き米は出てくる、バターを使ったポタージュはある、はてはミネラル剤まで出てくる、で、とんでもない本だった」

そうなんです、恭子式マクロは、マクロビオティック三昧の人には向きません。でも、この方も、マクロ三昧を本当にやってみて何年かたったとき、私の本に書かれていることが真実だったと初めて気がついてくれるでしょう。

私は、精米した白米が絶対悪だとは思っていません。私の教室で学んだ人ですら、「玄米を食べていなくてすみません」などと時々いうのです。玄米も欠点があること、排毒が終わったら分搗き米に変えること、をいっているにもかかわらずです。

「転ばぬ先の杖」を私が差し出してしまっているので、皆さん、マクロビオティック三昧の恐さがわからないのです。私が2冊のマクロビオティックの本を出版したのは、マクロビオティックの欠点に気がついてほしい、という隠れた目的があったからです。私は、理論ではなく、自分と皆さんたちのからだの人体実験（？）の結果の事実のみをお伝えしています。事実、すなわち、真実です。

どんなことにも長所と短所があります。たとえば、玄米にはたくさんのいい点がありますが、短所もあります。ところが、その欠点をいうと、今度は、飽食三昧の食べすぎの現代人が恐がって食べません。現代人のアトピーやガンなどの成人病は、食べすぎの結果の病気です。飽食の病気には玄米はとても効きます。ですが、いつも大きくものをみていかないといけないのです。善だけ、悪だけ、白だけ、黒だけ、という物事はありません。すべてが諸刃（もろは）の剣（つるぎ）なのです。

私は、マクロビオティックの知識を伝えたいのではなく、人間が本当に健康に仕合わせになる食べ物、食べ方、考え方の知恵を伝えたいのです。だからこそ、真実を見ようとする人しか、恭子式マクロの真実が見えないと思います。

政治、経済、教育、文化……、人間が考え、生み出す力を信じて、現代人は生きています。しかし、それらは知識にすぎないのです。

知識が増えれば増えるほど仕合わせになるとは限りません。むしろ、その逆もあります。でも知恵は、増えれば増えるほど、自分と人を仕合わせにします。知識が知恵に変わらないといけないのです。

教室にいらした方に申し上げているのは、次のようなことです。

「うちはマクロビオティックの知識を厳密に遂行する教室ではありません、来た方お一人お一人が健康になるお手伝いをする教室なのです。さらにいえば、健康になっても〝憎まれっ子世にはばかる〟ではしかたありませんから、自分も人も仕合わせにして、人生を豊かにしていかなくてはいけません。そのために、知識を知恵に変える方法もお伝えしたいと思います」

ところで、恭子式マクロのことを、「ゆるマクロ」と理解している人がいますが、違います。決定的に違うところは、ゆるマクロは現在流布しているマクロビオティックをすべて正しいとして、だけれども、それを徹底して実践するのは厳しいからちょっとゆるめのマクロビオティックをしましょう、というもの。

恭子式マクロは、そのままのマクロビオティックを長年続けると、からだの不調が出てきて重大な病気をも引き起こす可能性があると警告し、具体的な食べ方を示して真の健康へと導いているのです。その対処法を示していることです。その対処法が、一見、ゆるマクロに似ているので、同じことだと理解する人がいるのです。

今流布しているマクロビオティックは、実行して数年間は素晴らしい健康を得られます。ところが、すればするほど、つまり、数年たつと不調が出てくるのです。すればするほど健康になる食事法でなければおかしい。そう思って、真実をお伝えするのです。

健康の条件。恭子式マクロでお伝えしているハウツウ

1　食事

朝は抜いて梅生番茶のみの、1日、2食。少食。朝を抜くだけよりも、梅生番茶を飲むことにより、とくに陰性になっている虚弱者や病気の人には、からだを温めてくれる効果があります。レストラン勤務で、お昼も忙しさのため、食べる暇がなかった方がいらっしゃいます。今までは、朝とにかく何でも食べる、でないとスタミナが持たない、と思っていました。ところが、朝は食べないで梅生番茶のみにしたところ、1日中立っていられるようになったという報告がありました。

2　感謝

最近、私の教室でもウツ病の方が増えています。でも、皆さん、元気になっていかれます。からだだけでなく、考え方を恭子式マクロの考え方に修正するからです。

そのミソは、「感謝」です。

感謝の心が出た瞬間の自分の心を観察してみてください。穏やか～な、仕合わせを感じてい

ると思います。「感謝」は、私たちが元気になる、病気が治る、健康になる、仕合わせになる、大きなキーポイントになります。

「外相整えば内相おのずから熟す」という禅の言葉があります。

長女の学校は、校門を入るとき、お辞儀をする習慣の学校でした。子どもたちが学びの場に対しての尊敬と感謝の念など、実際にあったかどうか別にして、いい習慣だと思いました。思春期時代の私だったら反発していたと思いますが。

嫌な人だなあ、嫌な上司だなあ、と心では思っていたとしても、顔は作り笑いのぎこちなさでいいので、おはようございます、とか、挨拶をするのです。外相をまず整えるのです。感謝しているふりをするのです。このとき、間違えてはいけないのは、心の中では、正直に「こんちきしょう」というのです。心は偽らない、ことです。間違っても「あるべき」で自分の心を律しない、誰でも、嫌な相手でも、愛さないといけない、とは思わないことです。

でも外の格好を整えると、内相がそのうちについてきます。まずは、心が伴っていなくても、外相を整えるのです。すると、内相が熟してきて、感謝が出てくるようになってきます。でも、心からの本当の「感謝」に変わってこないと、運命は変わりません。

3　悩まないためのノウハウ。まっ、いいか、次行こう！

昔からの先人たちの知恵、悟り、キリストさまもお釈迦さまも、究極は同じことをいっていますね（すみません、キリスト教信者でもなく、仏教徒でもないのです。失礼があったらお許しください）。つまり、真理です。真理とは、太陽は東から昇る、のように、変わらないものです。ついでにいうと、真実とは、事実です。

ちょっと、メモ的にまとめてみます。

「神の心に近づき、重なる心」になれば、人間の悩みはすべてなくなります。

私たちは人間ですので、神になることはできません、神に近づく心を頭のどこかに置くだけでいいのです、でないと、またここで悩みが生じてしまいます。

神の心とは、無心、無欲、に尽きます。

考えすぎず、干渉しない。干渉しないというところで、私のいう「自分だけ仕合わせに」なのです。

流れに逆らわずに、流れに乗る心です。流れとは、雨を晴れにしようと思わないで、雨なら傘をさすということです。流れは宿命です。逆らえぬものです。雨を天気にはできないのです。

自分の運命（たんぽぽの花かバラの花か）に気づけぬままだと、自分の運命の花を咲かせられません。

人間の心のままに流されます。

さて、悩まないためのノウハウです。

❶人に求めすぎない

時期を待つこと（種を蒔いたら芽が出るのを待つ。桜は春咲くが、菊は秋に咲く）

感謝の心（今に満足、今日に感謝）

❷形にこだわりすぎない

私たちは、「姿」「形」にこだわります。「姿」「形」を求めます。大きな家、金持ち、肩書き、世界一になる、優しそうに見える……などなど。

分相応、と昔は言いました。

「巧言令色 鮮し仁」

巧言とは、優しい言葉、巧い言葉、形です。令色とは、美しい礼儀正しいふるまい、姿です。姿形は素晴らしくても、仁を持つ人は少ない、という意味です。仁とは、人のお役に立つ人です。分、立場をわきまえる。「般若心経」の色即是空、空即是色、とも通じます。

❸自分の力に頼りすぎない

人を頼れば迷うもと。自分に頼れば行き詰まる。生かされている今を忘れるなかれ（私はいつも忘れますが……）。反省心です。

❹過去を引きずりすぎない

過去は思い出として流すこと。

実行する心です。まっ、いいか、次行こう、です。

神様のお供え、常緑樹の榊は平和を願う心、お神酒(みき)は、飲んで楽しいように、今日1日を楽しくすごす。お米は、欠点を洗い流し、人のお役に立つ（お米を洗いますね）。お塩は純白の心で神にすがる。

そして、お水を供えます。お水は、過去のよいことも悪いことも洗い流して、いつも、心を流して今日を生ききること。このよいことも流す、というのもなかなか悟れませんが。

簡単にまとめてみた悩まないためのノウハウですが、私のオリジナルの考えはまったくありません。すべて先人たちの考えです。料理ですら、先人たちの料理です。私は、それらを食べ、咀嚼(そしゃく)し、自分流に皆さんに提供しているだけです。編曲しているだけです。自分の力はありません。先人たちの知恵を伝えるのみです。

人間は、体験しないとわからない動物です。どんなに先人たちの知恵があろうと、自分でぶつかって体験してみないとわからない動物なのです。

迷ったら前に出る。そこに、プラス思考と「笑い」があります。明るい穏やかな心です。

4　家事は、ノイローゼの治療法として、最適です

家事は、ノイローゼの治療法として、最適です。具体的に、具体的にからだを動かさないといけないからです。

その家事の中でも、料理というのは最もノイローゼの治療に向いているのです。ぼ〜としていたら、目の前のお鍋は焦がしてしまいます。包丁で手を切るかもしれません。大さじ何杯の塩か、醤油か、しっかり見ないといけません。人間の頭は、二つ同時にものを考えることはできないのです。悩みがあっても、料理は目の前のモノをしっかり見ないとできあがりません。

「気を配りなさい、目の前のモノを焦がさないように」

「皆さんの優秀な能力が、使ってくれないから、ひまだから、どこに行こうかなぁ、あっ、病気のほうに行こう、と、病気のほうに行ってしまうのです」といいます。

皆さん、病気治しで教室にいらっしゃいます。私も、マクロを始めたのは病気治しです。ですから、そのことがいけないとはいいません。が、いずれは病気治しを通りすぎて、ものを大きく大きく見るところまでいっていただきたいのです。そうするとあら不思議、気がつくと、病気が治っているのです。遠回りのようですが、これが近道なのです。

究極は、目先の病気ではなく、運命を健康にしていただきたいのです。

また、注意をするときには必ず、「咎めているのじゃないのよ、人格否定をしているのではないのよ」と、繰り返し、繰り返し、いいます。日本人は、注意をされると、咎められている、人格否定をされていると思うことが多いです。でも、物事本位で、注意されたことを直していけばいいだけのことなのです。あっ、そうか〜、と変えていけばいいだけのことです。

人間の命というものは、どう考えても不思議なものではありませんか。死んだ瞬間に何gか体重が減る、それが魂(たましい)の重さだ、という話があります。この世の不思議、文化も文明も時の流れが生み出したもの。人、物、動植物、すべての命が交わり、重なり、流れを作る、これが時代です。命の誕生は、まさにこの世の不思議です。自分の存在、なぜ今なのか、なぜこの場所なのか、なぜこの個性なのか、神のみぞ知る不思議なのです。

この真実に気づいたときに、命の尊さが悟れるのでしょう。今日1日の命を精いっぱい生きること、その今日の連続が私たちの人生となるのです。

病んでいても人生は人生。病気治しにとらわれながらも、いずれはそれを突き抜けて、ものを大きく大きく見て、自分の人生を充実させること、人のお役に立つ自分の運命を花開かせること。それぞれ違った花でいいのです。たんぽぽも、バラも同じなのです。

教室で私は皆さんに、「あなたは何の花が好き?」と訊きます。それぞれ、梅、ひまわり、スズラン、桜、八重桜、ユリ、カラスノエンドウ(野草を教えた後)……。皆さん、不思議に好きな花に似ているのです。勝ち組、負け組なんて、花にはないのです。

授業の中で、具体的に、料理を作りながら、伝えていくこともあります。また、できあがった料理をお昼に食べながら、自己紹介、自身の病気、日常の悩み、料理教室をとおして気づいたこと、質問など、笑いあり、涙ありの中でさまざまな事柄が語られ、お仲間のコメントとともに、私のアドバイスも申し上げます。

コラム

元気になる（楽になる）恭子式マクロの考え方

・善対悪の比は、6：4でよろしい
・人工工作はするな
・物事本位
・自己否定はしない
・具体的に、具体的に
・ほどほど
・妥協せよ、妥協せよ
・今に満足、今日に感謝（もっともっと、と足るを知らない心をいましめる）
・器を超えたところに病気、不幸が発生する＝天与の分限
・迷ったら前に出る
・◯◯よりマシ
・まっ、いいか、次行こう
・それぞれの花の開運
・自分だけ仕合わせに
・治すのではなく治る運命に（できる人よりできた人をめざせ）
・正しい、正しくないの価値観ではなく、好き嫌いで観る
・人事を尽くして天命を待つ
・誠実に、誠実にコツコツと
・できることは精いっぱい、できないことはごめんなさい
・注射一本で治すのではなく、真の健康運にする
・重荷を背負うな、責任は果たせよ
・隣の人をちょっと笑顔にする任を果たすこと、そして、自分の命を大事にする
・物を大事にすることは、物の命を尽くすことにつながる
・人から見てではなく、神（大いなるもの）から見て恥じないように

5　呼吸法

私の教室では、3回目の授業で呼吸法をお教えします。呼吸の「呼」は吐くこと、出すことです。呼吸の「吸」は、吸うこと、入れることです。呼吸とは、まず、出し、吐くということです。現代人は、病気をしたら、何か栄養があるものを入れたらいいの、食べたらいいの？と思いますが、出すこと（排毒）が先なのです。

長息は、長命に通じます。ゆっくり長く息を吐くことです。

6　筋肉を鍛える

私は山に行きます。登山をします。これは健康法なのです。高低差のある山道は、腿の筋肉を使います。腿の筋肉を鍛えることは健康法なのです。

朝も、自分流の体操をして、柔軟性、筋肉を鍛えることを毎日、1時間しています。1時間の中には、皆さんの健康と仕合わせを祈ってエネルギーを送ることも含んでいます。

健康の条件として、「気、血、動」が揃うこと、といっていますが、これは「動」の中に入ります。そして、この続きで、「早寝早起き」も大事なポイントです。

最終的には、人さまのお役に立つ自分の運命を光らせることです。

大上段に人類に仕合わせを！　ではなく、隣の人をちょっとだけ笑顔にするのが、ボランティア、奉仕の原点です。一番隣の人とは家族です。

7　自分の運命を光らせる

正しい、正しくないの価値観ではなく、好き嫌いで観る

恭子式マクロの考え方の抜粋の中の「正しい、正しくないの価値観ではなく、好き嫌いで観る」についての、教室での会話です。

いつものように料理を作りあげ、みんなで遅いお昼ご飯です。一人一言ずつ、食べながらおしゃべりします。しゃべりたくない人はパス、でもいいのです。

美しきママさんの話です。

「夫が珍しく食事のあとかたづけをしてくれました。が、子どものまだ食べかけの食器も下げてしまうし、私の梅生番茶の半分残っている湯呑みも洗ってしまうし……。でも、せっかくあとかたづけを手伝ってくれたのだから、がまんして何もいわないでいましたが、夫は、いつも食べ物をすぐ捨ててしまうのです。かたづけてすっきりさせてしまうのです。夫の実家のやり方がそうなんです」

教室でも、ほかの受講生のやり方が間違っていたりしても、その人の心の中に咎める気持ちがあるときは、注意できないのです。そのやり方は間違っていますよ、あなたはできなくてバカね、と心の中で無意識に咎めているときは、実は注意できないのです。物事本位で、あっ、それはこうして、といえるようになれば、人を咎めなくなっているのです。バカね、と思うのではなく、そのやり方は間違っているからこうして、といえるようになれば、物事本位になっているのです。

❶物を捨てて間違っているわ、正しくないわ、と旦那さまを無意識に咎めているから、いえないのです。

❷感情でものをいえばいいのです（感情的に、ではなく）。素直な子どものような感情で「あっ、その梅生番茶、飲みかけだったのに〜」といえばいいのです。洗ってくれてありがとう、は別にいえばいいのです。

禅の「初一念」です。

禅宗の偉いお坊さんと弟子の小坊主さんが歩いていました。禅宗ですから精進料理、動物性たんぱく質は禁忌です。

鰻屋さんの前を通りました。かば焼きのいい匂いがしました。お坊さんが「いい匂いだなぁ〜」といいました。小坊主さんは、えっ、と心の中でびっくりしました。しばらく歩いてからいました。

「食べてはいけない動物性食品の鰻をいい匂いだといっていいのですか？」とお師匠さんにいいました。

お坊さんは、「まだ、そんなことにとらわれているのか。通りすぎてしばらく時間がたっているのにまだ、考えていたのか。私はもう忘れている、とらわれていないよ」といいました。

初一念。

いい匂いだ、という自然な感情はそのままでいい。そして、その一瞬で終わっている、とらわれていない。それを、いい匂いだと思ってはいけない、とずっと心流れず、とらわれている方が悟っていないことになります。

病気は器を超えたこと

病気は、自分の器を超えたところに発生します。その器とは、食べ物でもあり、仕事でもあり、欲でもあります。

以下は、ガンの受講生のお話です。★印は、私の返事です。

60代後半の受講生です。病気を克服して3年ほどになられます。最初は、家から1歩も出られないほどの重病でした。それが働きすぎでは？　と思われるくらいお元気になられました。

が、が、です。乳ガンが発見された、とご相談がありました。

その方の元気になってからの生活は、毎日12時過ぎに寝て、朝4時には起きて、いろいろな家事やら家族のための用事をして、ご旅行にも行き、というものです。

日常的に4時間の睡眠というのは、健康な人でも病気になります。この方の場合、60代後半の年齢、もともと持病がおありになることなどを考慮すれば、器を超えた欲張りです。自分の器を知るということは、一生かけて探らないといけないほど結構難しいものです。

★抗ガン剤、薬、よりも、夜10時には寝る、と心がけてください。マクロの食事を守ることよりも、夜10時に寝ることが大事。里芋パスターをやるよりも、夜10時に寝ること。

そのほか、二つほどアドバイスをしました。

天与の分限　その1

天与の分限とは、天から与えられた分限の意味です。自分の器、とも考えられます。

これは、私が一番大切にしている授業です。

病気は、この天与の分限を超えたところに発生します。

水野南北という江戸時代の有名な易学者は、若い頃は、そうとうな暴れ者で、大酒を飲んで荒れた挙句、人生にいきづまって運命学を志しました。風呂屋の三助や、おんぼう（死体を焼く仕事……当時身分の低い職）などをやりながら、刻苦勉励、裸の人間を見て学ぼうと努力したが、無駄に終わりました。

そして、伊勢の大神宮に参籠し、神の加護によって真理を得ようとし、外宮の祭神・豊受大御神が、五穀の神様であることに気づきました（このくだりで、私はいつも、背中がゾクゾクとします）。

日本の神様のもとである神様が、「五穀」の神様なのです。五穀とは、米、麦、豆、粟、黍。水野南北は、食は神なり、命なり、運命のもとがここにあると悟ったのです。「食」が「神」なのです。食が命なのです。運命のもとが食にあるのです。健康を得ようと、肉食べちゃ駄目、砂糖食べちゃ駄目、という次元の話ではないのです。食が神なのです。

それ以来、彼は万に一つの誤りもなく、百発百中、望診が的中したといいます。その結果、朝廷の重要な相談役ともなり、従五位という身分の高い位まで叙せられました（従三位という位は、イコール、黄門ともいいます。水戸のご老公、天下の副将軍の黄門様とは、従三位さま、という意味なのです。五代将軍・徳川綱吉は、母孝行で、この従三位の位を母にもらおうと朝廷に働きかけたとして有名です。将軍が何とかして下さい、と頼むほどの高い位が従三位なのです）。ですから、従五位は、相当の高い位ということが理解できます。

南北式食事法とは、美食、贅食、過食こそ、一切の運命と命を危険に追いやる食事である、というものです。

若い頃、喧嘩口論で生傷が絶えず、荒れた生活の中、捕えられて入牢した後に、「お前は剣難の相がある。1年の寿命だ。助かりたかったら坊主になれ」と易学者にいわれ、寺の門をたたいたら、「お前がこれから1年間、大豆と麦だけの食事を続ける修行ができたら弟子にしてやる」と住職にいわれます。1年間、大豆と麦だけの食事、とは、マクロビオティックの玄米と菜食だけ、の食事と同じです。その食事は、続けることは難しい食事、ということなのです。住職はそんな難しい食事はできないだろうと、難題を吹っかけて断ったつもりだったのです。ところが南北は、助かりたさの一心で、浜仲仕（荷役人夫）などをしながら、麦と大豆だけの「マクロビオティック的な食事」を常食として実行したのです。

1年後、再び以前の易学者に会ったら、「剣難の相が消えている。人の命を助けたとか、神社仏閣に寄進したとか、大きい徳を積んだな」といわれ、南北は「そんな覚えはない、麦と大豆の食事をしただけだ」と答えます。

易者は、「それだ、食事を節したことが大きな陰徳を積むことになったのだ」といいました。食事を節する、ということが、大きな徳積みとなるほどの行動なのですよ、皆さん。

これ以来、南北は、食で運命を見ていく易学者をめざします。自然の姿の中に流れる見えないエネルギーを易学の根本としました。

水野南北相法極意は、「それ、人は食を本とす。たとえ良薬を用いても、食を正さないと命を保つことはできない。人の良薬は食なり」というもの。期せずして、洋の医のもとであるヒポクラテスの言葉、「食は命なり」と重なるではありませんか。

富んで延命の相があっても、実際は貧しく短命の者がある、貧しく短命の相であっても、豊かに富み栄え長命の者もある、この不思議はなぜなのか。南北は、食の慎みの差だと気づき、まず、食の多少を聞き、これによって生涯の吉凶をみると、万に一つも間違いなく望診が的中したといいます。これが、器を超えない、ということになります。

日本昔話に、こんなお話があります。

ある親思いの子どもが、病気で死にかけの母親の寿命を延ばしてもらおうと、黄泉（よみ）の国に行きます。その中のある部屋に行くと、ろうそくがいっぱい立っていました。長いろうそくやら、短いろうそくやら、太くてボウボウ燃えているろうそくやら、短くて今にも消えそうなろうそくやら、がある部屋でした。

そのうちに、それが人間の寿命だと気づいた子どもは、母親のろうそくを見つけます。そして、その今にも消えかけそうな母親のろうそくの隣にあった、勢いよく元気に燃えているろうそくと変えます。しかし、その元気なろうそくは、実は自分だった、というお話です。

寿命がろうそくだと思ってください。細いろうそくであっても、それをボウボウと燃やさないで少しずつ燃やしていけば、同じろうそくでも一晩持ちます。太いろうそくでも、ボウボウと勢いよく燃やしてしまえば、アッという間に燃え尽きて、寿命も尽きてしまいます。灯油ストーブのポリタンク1杯分の灯油をボウボウと大きい火で燃やしてしまえば、2~3時間でストーブは消えてしまいます。灯心を細く絞って燃やせば、一晩でも持ちます。

食も、一生でこれだけ食べても良いと天与の分限が決まっているのです。その与えられた分限を少しずつ、節食して食べれば長命となります。我が、まま、に、食べたいだけ食べれば短命となります。

南北は、飲食の慎みが健康も寿命も運命も決める大切なものだと、衆人に説いていきました。人相を鑑(かんが)みて、大難あると顔に出ていても、そのときより食を節する者は必ず大難を免れ、かえってその年に思わぬ吉事が舞い込む者が多い、と説きました。

あるいは、生涯富むことなく貧困の相の者でも、食を慎み、喜んで実行する者は、相応の富を得て、人にも知られ（有名になり）、大いに用いられること（仕事が舞い込む）が多いと観察しました。

また、数年病身で、短命の相極まったという者でも、食を慎むことにより、心身穏やかになり、老いを迎える者が多い、とも。故に、富貴(ふうき)、貧賤(ひんせん)、寿夭(じゆてん)、窮楽(きゆうらく)、立身出世、心身発達のことは、皆、飲食を慎むことにある、と説いています。

このことは、今、病気、たとえば、ガンで余命いくばくかといわれていたとしても、食を慎む、つまり、マクロビオティックを実行すれば、心身健やかになり、寿命を延ばせる、運命を食で変えられる、ということになります。でも、健康だけではないのです。マクロビオティックを実行することは、運命そのものを健康にしていくのです。

南北は、これを衆人に勧めるために、自身も生涯、白米飯を食べず、麦を1日1合5勺、酒は大いに好きなれど1日1合、と定めました。

彼は、自分のためではなく、衆人のために食を減じたのです。南北は、心身ともに賤しく、貧しく、人と対等に交われるような者ではなかったのですが、食を慎むことによって一流となったのです。この、自分のためではなく、衆人、つまり、人のために減じたというのもミソでしょう。

古人曰く、天は無禄（むろく）を与えない、つまり、食べられない人は作りません。必ず、食べられるように分限を与えているのです。

貴賤ともそれぞれの分限に応じ、天が与える食の分限も決まっています。これを感謝なくしてみだりに食い費やす者は、自然の法則に欠けるので心身は定まらない、つまり、病気をする、というのです。

天は無禄を与えない、つまり、万人に愛を与えているのです。されど、自分の分限を超えれば、厳しい結果を自ら招く、といっているのです。

天与の分限　その2

・食の分限（天、自然より与えられた食禄）より少ないものは、人相は悪くとも吉。相応の福があって短命なし。なお老年は吉である。

（＊天より生まれつき与えられた食禄より少なく食べていれば、本来の人相は、短命であったり、貧乏であったり、と悪くとも、実際の生活は吉で、それなりの財産があり、短命ではなく、老年は仕合わせである、という意味）

・食の分限より多い者は、相（すがた）は吉でも調和を欠いてうまくゆかず、手、もつれる事多し。生涯心労絶えず老年は凶。
（＊人相を鑑みると吉の人相なのに、分限を越えて食べすぎの者は、境遇は良くなく、手がもつれる、つまり、中気、脳卒中で手が不自由だ）

・食の分限に応ずる人は吉凶相にあらわれ、善悪なし。
（＊天より与えられた食禄、分限と同じだけ食べてきた人は、吉凶どちらもその通りで、本来の運命より良くも悪くもない、という意味）

・常に大食暴食の者は相大いによろしくても、身が定まらない。貧者はいよいよ窮し、福者は家を損（つぶ）す。若く相悪ければ死んでも棺なしと知れ。
（＊棺がない、とは一番の貧乏のこと）

・常に分限より美味を好み喰らう者は、相よろしくても凶。慎まないと家を損す。生涯出世発達なし。もし貧者なら労してその功を見る事無く生涯苦しんで終わると知るべし。

・初物を好み食う者は、福有の相であっても散財し家を損す。貧者は徳つきてついに行方知らず。

・家内混乱して心乱れる時は、食は己ら乱れる。来た難なくても食乱れる時は、難ありの前兆である。

（東城百合子「あなたと健康」誌より抜粋）

・そもそも命というものは天命であって長命とか短命の違いは自分の行いによって生ずるのである。

・生まれつき陽火の薄い人も三白諸青（米、塩、大根を三白という。蔬菜をすべて諸青という）をよくとって脾の気に勝るようにしてからだを養えば一心の陽火もつきることなく、あたかも燈火の燈心を少なくして長い夜を保つのと同じ様に、からだが衰えたように見えても結局よく天命を保って長生きするのである。

（生まれつきからだの弱い人も菜食をしてからだの声に沿って養えば、ろうそくの燈火もつきることなく、細く長く天命をまっとうするのである）

（水野南北『南北相法　現代訳』自然社より抜粋）

天与の分限　その3

松谷みよ子作『龍の子太郎』のお話です。

貧しい山村で、男たちは夫役（権力者に強制される労働）に駆り出されていました。夫も駆り出され、身ごもっていた太郎のお母さんは、お腹がすいてすいて仕方がありませんでした。貧しい村で食べるものもないのです。

村の掟で、「岩魚を3匹食べたら龍になる」と昔からいわれていたのですが、お母さんはお腹に太郎がいたので、つい、岩魚を川から獲って1匹食べました。そのあまりのおいしさに、もう1匹食べました。お腹に赤ちゃんがいたので、お腹がすいているのです。「3匹食べると龍になる」といわれていたのですが、お母さんは、もう1匹食べてしまいました。すると、お母さんは龍になってしまったのです。

産み月になって産み落とし、川に流された赤ちゃんをおばあさんが拾い上げ、太郎と名づけて育てました。お乳の代わりの美しい玉をなめながら太郎は大きくなりました。その玉は、後になって、龍になったお母さんの目玉だとわかりました。

諸国を修行しているうちに太郎はお母さんの龍に会い、その背中に乗って、山々を切り崩して、平野を作りました。龍は山に体当たりして、傷だらけになり血を流しながら、身を犠牲にして人びとのために平野を作ったのです。貧しい山村に平野を作って、作物の取れる豊かな村にしたのです。

天から与えられた食禄（天与の分限）は、それぞれ決まっているのです。あなたは岩魚を3匹食べてもよろしい、あなたは10匹です、あなたは5匹です、あなたは1匹です……。分限は、人により、生まれながらに違っているのです。その自分の分限を超えて、岩魚を3匹食べてしまった龍は病気になるのです。岩魚を3匹食べてはいけないのです。

自分の分限を知るには、一生涯かかるかもしれません。あなたは生涯で岩魚を何匹食べてもいいのでしょうか。食べすぎれば、病気という天からのお便りで、分限を悟らされていくのです。

人によってその分限は違います。隣の人が岩魚を3匹食べても病気にならなくても、それはその人の分限が多かったのでしょう。自分の分限は2匹かもしれません。顔が万人違うように、分限もまた人によって違っているのです。だから、同じだけ食べたのになぜあの人は病気にならないの？　といってもせんなきことなのです。

健康法と健康

教室に入会間もない方は、マクロビオティックをすれば病気を絶対しない、どんな病気も治る、と思っている方が多いです。私も、30年前、マクロビオティックを勉強し始めたとき、マクロの先生方の講義を聞いていると、ん？　ん？　ん？　陰陽を間違えない食事をすれば、「不老不死」になるの～⁉　と思うほどの陰陽の講義でした。

その後私は、マクロビオティックの欠点もみつけ、その対処法も研究しました。

どんな健康法にも100%はありません。どんな健康法を実行しても、人間は、必ず死にます。老化もします。でも、よりマシには必ずなります。風邪も引かない、怪我もしないわけではありません。ちなみに、私はC型肝炎です。私の場合、マクロビオティックを実行したら、肝機能指数がすぐに正常値にさがりました。1年たっても治らないかも、肝機能指数は変わらないかも、とお医者様からいわれていたのに、GOT、GPTが、マクロ食2週間目にして正常値になったのです。でも、C型肝炎ウイルスは消えてはいません。キャリアのままです。

西洋医学で見放された難病が完全に治る場合もありますし、たとえば、私の教室で食改革をして子宮ガンが完全に消えた、という方もいます。また、余命3か月といわれた方が、8か月も延命し、耐えられないほどの激痛が、生姜湿布(しょうがしっぷ)と玄米クリームで痛みがなくなり、穏やかに、愛する家族みんなに看取られて自宅で亡くなられた方もいます。この方の場合、一般的にいえば、治らなくて亡くなっているのですが。ロボットのように、風邪も引かない、怪我もしないわけではないのです。でも、より健康には必ずなります。そんな健康法なのです。

「厳しい食生活をなさっているのに、なぜ?」

厳しい食生活さえすれば、何の病気もしない、というのは、二つの勘違いがあります。

勘違いその①

私は、厳しいマクロビオティックを実行するのは、最初の排毒(デトックス)の時期だけ。

排毒が終わったら、将来的には昭和30年代の庶民の食生活をめざすように、といっています。つまり、恭子式マクロビオティックです（私は、今では、分搗き米に、野菜、豆類を中心に、時々魚を食べ、卵も1週間に1個ほど、肉もごくたまにですが、少々食べています。ただ、甘いものは食べません。主食を主にしています）。

勘違いその②

先に書いたように、この人間界には完全はありません。よりよくなる、食生活だということです。

マクロビオティックをすれば、風邪も引かない、怪我もしない、という考え方は、注射1本で病気を治す、という考え方に相通じます。また、ご利益主義でもあります。この考え方でいると、私の習った当時のマクロビオティックの先輩たちがそうだったように、風邪を引いても隠していた、という行為になってしまうのです。

もう一度いいます。長年のマクロビオティック実行者たちが、風邪を引いたり、ガンになったりしたのは、一つは、恭子式マクロで提唱しているように、マクロビオティックの欠点であるミネラル不全があります。厳しいマクロ食を何年も続けていると、ミネラル不全など、マクロの欠点でむしろ病気になるという点です。

もう一つは、完全はない、ということです。

私が皆さんにいっているのは、風邪を引いてもいいのよ、でも、治ればいいのよ、です。

この世に、絶対はないのです。人生には嵐はつきものです。どんなに仕合わせそうにみえる人の人生にも嵐はあります。でも、その嵐の中で、行きつく先の灯台が見えれば、人は希望を持てます。どんなに、いろいろな健康法を実行しても、風邪も引きますし、怪我もします。でも、病気をしても治ればいいのです。恭子式マクロが、そんなときの灯台、指針になればと思います。

病気を「治す」にはいっとき、厳しいマクロビオティックを（氷山の一角）

「氷山の一角」という言葉をご存じですね。

海の上に見えている氷山は一角にすぎない。その海の下に隠れている残りの氷山は、見えている部分の9倍ある。逆にいえば、10分の1しか海の上には見えないが、その下には大きな10分の9がある、という意味です。

わが家の小さな庭を作ってもらうとき、建築家が庭師さんにいいました。

「石をもっと深く埋めてください。でないと、見えている部分の石に深味がない」

見えない部分の存在感です。見える部分は、その陰に大きな部分を抱えているのです。

マクロビオティックの食事で体調がよく変化するというのも、同じようなことが見られます。

私は一見、矛盾したことをよくいいます。「自分だけ仕合わせに、健康になりなさい」とか、「わが身、わが子のみ、の考え方はいずれ枯れる」といった、表面、相反しているようなことです。

マクロビオティックの食事も、厳しいマクロでノイローゼになるようなら、「できるところだけ、少しずつやりなさい」と新入生の方にいいます。たとえ少しであったとしても、マクロの食事に変えると、水面下の自分のからだの内部では確実に変化しているのです。

少し食事を改革したら、海面下のからだの内臓は、少しだけど確実によく変わっているのです。でも、氷山の一角の変化が自分で自覚できるに至るには、10分の9の変化した部分がないと自覚できないのです。

自覚するためには、3週間だけ、厳しいマクロビオティックを守って実行してみるといいです。永久にやりなさい、というととてもできません。ですが、3週間だけ、と区切られるとやる気になります。その3週間で、必ず変化が現れるのです。それからまた、もとの食事に戻すのです。

気・血・動&健康の条件

健康には、三つの条件が整うことが必要です。すなわち、「気」「血」「動」の三つです。

この三つは、それぞれ相関関係があります。

たとえば、悩みごとがあるときには、同じものを食べても吐いてしまったり、身につきません。西洋栄養学では、からだの外にある食べ物（栄養）を、からだの中に入れる（食べる）と、その分析どおりの栄養になると理論づけます。でも、たんぱく質100gが、からだの中に入って同じようになるでしょうか。そのときのからだの条件によって違いがあり、分析どおりに吸収されるとは限りません。

気、血、動、で一番効果が出やすいのが「血」、つまり、食事が血液を造る、という理論です。この「気・血・動」の中で、一番早く効果が出るのは、食事を変えることです。でも、食事だけでも駄目なんです。

私は、からだが弱かった頃、ヨガを習ったり、いろいろ努力をしましたが、結局、すぐ風邪を引いてしまったりして続けられない、という挫折を繰り返しました。ところが、食べ物を変えたことが一番効果がありました。

でも、食べ物だけにとらわれすぎてもいけません。あれを食べちゃ駄目、これを食べなければ、で、あまりきゅうきゅうととらわれすぎてもノイローゼになります。

「動」も必要です。その中で、手っ取り早く排毒（デトックス）を助けてくれるのが、「歩く」ことです。足首の動きが腸の蠕動に直結します。ハイヒールではなく、運動靴（スニーカー）に変えて、一駅手前で下りて歩きましょう。歩くことで、急にトイレに行きたくなったことはありませんか？　腸の蠕動運動が活発になって、大きい便りが出るようになったのです。

「動」の部分で私が実行していることは、毎朝、自分勝手な柔軟体操（ヨガ、真向法、乾布摩擦等）を布団の中でしながら、からだを目覚めさせます。すると血流がよくなります。

そして、具体的な人様の名前をあげながら、「元気になって、仕合わせになって、そのまわりの人が仕合わせになる（なりますように、とのいい方ではなく、断定の表現です。断定すると実現するのです）」と、エネルギーを送るのです。受講生の方の名前や、気になる方、こちらが迷惑をこうむった方、お世話になっている方、などなどです。この中で、迷惑をかけられた人の仕合わせを祈るというのもミソです。

また、酵素風呂にも行きます。でも、あくまでも食事が基本です。

「気」というのは、実は、気持ち、心、ではありません。気功術でいわれるところの「気」です。からだの中を通っている「気」なのです。

できる人よりも、できた人をめざしましょう

最近、教室にいらっしゃる方たちは、ウツの方とガンの方が増えました。

ウツの方は、ほとんど全員が抗ウツ剤から解放されて、明るく体も心も健康になっていかれます。そして、ガンの方もお元気になっていかれます。

もちろん、マクロビオティックの食事が有効なのですが、それだけではなく、恭子式マクロの考え方を身につけていただくことも大きく有効なのです。つまり、考え方が変わるのです。

「治すのではなく治る運命になる」

「もうけるのではなく、もうかる運命になる」

「できる人よりできた人をめざせ」

皆、根本的に同じ考え方です。ウツの方に限らず、ガンの方も、もっといえば病気になる方は、頑張り屋さんが多いです。「できる人」をめざしています。

知識があることがいいこと、と常識的に思われています。でも本当にそうでしょうか？　知識があると、ない人を小ばかにしませんか？

頭がいい、頭が悪い、も、一つの個性にすぎません。頭がいいということも、自分と人が仕合わせになるように使ってこそ、初めて長所になるのです。

人類の知識は、さまざまないいことも生み出しましたが、戦争の兵器も生み出しました。

人間の欲には、三つあります。色欲、金欲、見栄欲、です。

この中で、まじめな人にとって結構厄介なのが、見栄欲です。できる人になりたい、できる人に見られたい、という欲です。優しい人に見られたい、良い奥さん、良い旦那さん、良い親に見られたい、と無理をしたり、そうではない自分を鎧かぶとで隠したりするのです。

このときも、善対悪の比は、6：4でよろしい、と考えればいいのですが、完璧をめざし、自分は駄目だ、駄目だ、と責めるのです。

できる人をめざしている限り、心と体にひずみが来ます。

できる人ではなく、できた人をめざしましょう。仕事ができる人が価値があるのではなく、人に愛をそそげる人、それができた人が、人間としては価値があるのです。

「人徳」「お徳つみ」「陰徳」と昔の人はいいました。「情けは人の為ならず」ですね。私は、人のお役に立つようにした結果は、自分の健康に返って来るように思います。
できた人は、人をホッとさせます。できる人からできた人をめざすよう価値観を変えれば、自分もホッとします。失敗しても、あ〜、ごめんなさい、です。

教室で私が、これはこうですよ、と料理の仕方を直すと、皆さん、すみません、と口癖のようにいいますが、単に知らなかっただけです。知識がなかっただけです。それを習いに来ているのですから、悪いことをしたわけではありません。まあ、すみません、といっておけば世間のとおりがいいですが。

私の教室では、知らなかったことは謝らなくていいですよ、といいます。皆さん、私が、こうしましょうね、と料理法などを直すと、よく「そうですね〜」と相槌？　を打ちます。これに対しては、私は注意します。そうですね、とは、知ってたんだけどやらなかった、という意味です。「知ってたんだったら、やれよ〜」と私はいうのです。これは、すみません、と謝らなくてはいけません。世間の、すみません、の使い方と私の教室での使い方は違います。

「できる人よりできた人をめざせ」で、皆さん、心が楽になるようです。心が穏やかになることが体の免疫力をアップしてくれます。結果、病気が治るのです。

私は「人工工作をしません」。これも、ストレスのもとです。あるがままの自分、「自分の事実で勝負しなさい」といいます。ちょっと悪いことをしたら、ごめんなさい、です。それ以上でもそれ以下でもない自分の事実、実力で勝負すればストレスはかからないのです。事実の結果のものでないと、身につくことはありません。

たとえば、試験に落ちたとしたら、それだけの実力だったのです。仕方がないのです。あきらめましょう。「まっ、いいか、次行こう」です。

どうしてもこうなりたい、という希望があったら、まずは、具体的な努力をしましょう。そして、成らなかったら、次行こう、とあきらめるか、具体的に反省してまた努力するかです。間違っても自分の人格を否定してはいけません。

「誠実に誠実に、コツコツと」。それは、人間ではなく、神が見ています。目先の「姿」「形」で人間は評価します。でも、運命が動いていくのは、どんな心でその人がやっていたか、という真実で動いていきます。それは、神が見ているのです。「できる人よりできた人をめざせ」です。

ガンが治る方たち 1

私の教室は、より健康になりたい方々が受講なさいます。その中には、ガンの方も多くいらっしゃいます。これから、ガンが治る方たちについて書いていきますが、ガンという特定した一つの病気だけでなく、どの病気も「治る」条件は同じだと思って、他の病気の方も読んでいただきたいと思います。

今、ガンの西洋医学の三大療法は、悪い部分は切り取る、つまり、手術。そして、抗ガン剤、放射線、です。実は、この三大療法が効かないといわれ、その治療をしていない方たちが治りやすいのです。

教室受講生の方の中のガンの患者さん、いえ、手術後の方もいらっしゃるので、元ガンの患者さんの中で、再発しないで本当に治ってしまった方々は、抗ガン剤を受けていない方がほとんどです。早期発見だから？　そういいたい方も多いでしょう。でも、私の個人的感想をいいますと、抗ガン剤は実にからだを傷め、からだの自然治癒力を落とします。免疫力を落とします。抗ガン剤治療をしていない方は、予後がとてもいいのです。

つまり、からだの自然治癒力を落とす治療をしていない人ほど治っています。もちろん、「治る」ための努力はしないといけません。その努力とは何か。

一つは、食事を変えることです。西洋医学の始祖、ヒポクラテスのいうところの、病気をする前とその後で食事が変わっていなければ、本当に治ったとはいえない、ということです。

ガンが治る方たち　2

乳ガンは、治りやすいガンといわれている一つです。

私の教室の生徒さんも乳ガンだった方が多いですが、皆さん、お元気です。病院へ行くと、病院の治療のベルトコンベアーに乗ってしまいます。私も病院にかかります。化学の薬も使います。でも、私の伝えたいのは、それ以外の「道」もあるということです。

西洋医学で治った方も多いでしょう。でも、病院での治療法により、ガンそのものよりもむしろ、からだの自然治癒力を落として亡くなられた方もいるという思いを私は抱いています。物議もかもしている近藤誠医師の「ガンの治療はするな。薬のほとんどに病気を治す力はなく、副作用は大きい。ガンが見つかると、いきなり胃や子宮を切り取られたり、死ぬほど苦しい抗ガン剤治療をさせられる。こうして命を縮めます」という意見もありますが、西洋医学の治療法しか知らない方にとって、それ以外の道（たとえば食事）があるということを、私は伝え続けたいと思います。

西洋医学の三大治療をして治る方もいます。三大治療を拒否して治る方もいます。でも、どちらで治った方も、生活習慣（食事など）を変えているはずです。ガンは、ご存じのように、生活習慣病なのですから、生活習慣を変えない限り、治ったとはいえないのです。元NHKのディレクターだった川竹文夫氏は、ご自分のガン闘病の経験ののち、ボランティアで「ガンの患者学研究所」を立ち上げました。

その活動の中で、「三大療法の限界を知れば、あなたは治る」と主張しています。

彼の主張によると、「三大療法は、目に見えるガンという結果を取り除いただけ。肝心の原因にはまったく手をつけず、そのままです」。抗ガン剤については、有効率20％で、国は許可するということです。しかも、その20％の効いた人というのも、ガンの大きさが半分に縮んだ状態が4週間続けばいいというのが、「効いた」ということの実態だそうです。

自分の感想、受講生さんたちの現実を見ていると、抗ガン剤でガンをたたいたとしても、数か月後、数年後また息を吹き返して、出てくるという感想を抱いています。モグラたたきのようなものです。

個人の感想ですが、最初の抗ガン剤後、治っている方は多いです。が、再発して、二度目の抗ガン剤治療をすると聞くと、私はため息が出ます。最初の抗ガン剤治療は、それに打ち勝つだけの体力がある人が治る、という穿った感想を私は持っています。

なぜ、日本では抗ガン剤を当たり前のように使うのか。医者は自分や自分の家族がガンになったとき、抗ガン剤を使うのか。

「ガンの患者学研究所」いわく、ガンは治りやすい病気、治る病気、だそうです。

ガンが治る方たち　3　玄米菜食

「ガンの患者学研究所」川竹文夫氏によれば、彼のもとに集まった「ガンが治った人」の8割が玄米菜食をしていたという事実があるそうです。

アメリカではガンで亡くなる人が減っているそうです。その理由は、食生活の改善が進み、肉食を極力減らし、牛乳をコップ1杯以上飲まないように、野菜を5皿食べるように、と医者が勧めているとのことです。

また、川竹氏は、ご自分が玄米菜食を始めて2週間後に、心まで安定して鼻歌が出て、自分でびっくりしたと書いています。ただ、自己流の玄米菜食は危険、正しい実践をしないといけないとも警告しています。

私の教室の受講生さんたちを見ていて感じることは、

❶玄米を食べて、好転反応などが出たときに、適正なアドバイスがないと不安になってやめてしまう。だるい、眠い、などの陰性症状のときに、また、痩せるなどの状態のときに、1人でしていると、不安になり、栄養失調になると思ってやめてしまう。

❷少しのいい変化を見逃して、やめてしまう

大きい便りがバナナ状で1日3本も出る。これは、からだの中の大改造が始まった証拠なのですが、からだの表面や症状にはまだ変化が感じられません。ですが、同時期に始めた同期生たちのいい変化（力がついてきた、疲れなくなった、肌がきれいになった、血液検査の結果等）を見て、自分も続けてみようと思えます。

玄米菜食も、続けなくては体質改善は望めません。何十年と間違った生活習慣、食べ方、考え方をしてきたのですから、その時間はかかって当然なんです。自分だけだと続けられないときも、私からのアドバイスなり、同期生のいい変化なりを見ることによって、続けられるのです。

❸人によって、効果があらわれる時期が違います

占い師でもそうですが、自分のことを見るのは難しいのです。

同じ効果が出るのには個体差があり、すぐ効果が出る人と、時期を待たないと出ない人

があります。たとえば、便秘に玄米菜食は即効性があります。私の場合は、食べ始めて3日目から、1日3本のバナナ状の大きい便りが出ました。ほとんどの受講生さんたちも同じです。

ところが、何十年の便秘症、生まれながらの（と、ご本人がいいますが）便秘症の方は、今まで便秘薬などに頼っていたこともあり、その薬の支配からも抜け出る時間も必要になってきます。この方たちの中には、大きい便りがバナナ状になるのに3か月かかった人もいます。

この時期に、きちんとしたアドバイスがないと、めげてしまって、やめてしまう人が多いのです。

❹噛むことの重要性

玄米にしても、副食の量が多かったり、副食の内容が、肉、砂糖を食べているなど、間違った食べ方をしているとあまり効果が出ないので、やめてしまうという人も多いのです。

私の教室には、時々、玄米菜食の指導者も入会なさいます。その方々が、私の教室に入ってから、大きい便りがバナナ状になって、さらに体調がよくなるのです。教えている方々なので、何が違うのかと聞くと、人には100回噛むようにいっていたけれど、実際自分は噛んでいなかったとのことです。

❺玄米菜食を数年続けると、食べ方を変えないといけないのです

これは、病気を治す食事と、健康を維持する食事とが違うからです。恭子式マクロです。

★補足

玄米菜食は、からだの自然治癒力を増す食事法です。○○病を治す薬＝食事、ではありません。からだの自然治癒力を増せば、健康になるのです。

玄米菜食＝ガンを治す食事、ととらえるのは、根本的には、西洋医学の化学の薬を使えば○○病が治る、治れば元の生活（生活習慣）にもどってもよい、との考え方から抜け出ていません。

私の教室にいらっしゃる方たちの多くが、最初は○○病を治す食事を食べる、取り込む、という考え方ですが、だんだんと大きな視野が持てるようになり、目先の病気ではなく、病気が治る自分になることの方が実は近道なのだと気づいていてくださいます。

ガンが治る方たち　4　クオリティ・オブ・ライフ

治る、とはどういうことでしょう？

2年前の受講生さんの例です。

この方の場合、まず、お嬢さんが受講生でした。そして、花粉症、だるい、冷えなどの症状が改善されていきました。

1年ほど通われてから、ぽそっとおっしゃったのです。

「母が、乳ガンの末期とわかったのです。もう、好きなものを食べさせ、好きなことをさせたいと思っています」

いつもは、自分だけ仕合わせになりなさい、つまり、自分だけマクロビオティック（玄米菜食）をして健康になる、家族、人には押しつけない、といっています。でも、このときは治る可能性があるので、押しつけてでもマクロビオティック食をしてみてください、といいました。

お母様のお姉さんが若い頃、乳ガンになり、西洋医学での治療のあまりの大変さと、結局、亡くなられたことがトラウマとなり、お母様は病院に行かなかったのです。ところが、我慢強いその方も耐え切れないほどの痛みが出て、初めて病院に行ったのです。私は、玄米クリームと生姜湿布、こんにゃく温罨法（おんあんぽう）、酵素風呂などを勧めました。すると、1週間後に痛みが治まったのです。モルヒネを使ってもとれないほどの痛みがとれたのだそうです。

結果、迎えられないであろうといわれた次のお誕生日を迎え、家族旅行もし、家族みんなに看取られて、「今が一番仕合わせ！」と感謝なさって、痛みなく逝かれました。

治る方とタイトルをつけながら、延命に終わった、という事実ですが、私は、クオリティ・オブ・ライフと考えています。結果的に間に合いませんでしたが、痛みが取れ、最後まで食べられ、笑顔で、感謝、感謝の方でした。何を選択するか、どんな人生を望むか、だと、私は思っています。目先の病気治しではなく、自分の人生の花を開花させることが目的、と思っています。

ガンが治る方たち　5　生活習慣を変える

ちょっと、まとまりなく書きます。

「ガンの患者学研究所」によれば、責任をとればガンは治るそうです。責任をとるとは、病気を作った原因は自分自身の間違った生活習慣にあるのだから、それを改める努力をするということです。

ガンに限らずですが、私の教室にいらっしゃる受講生方は、食べ物で自分の○○病を治そうと思って、入会されます。

たとえばですが、ガンを西洋医学ではなく、食事と食べ物による手当、自然療法だけで治そうとするには、絶大な決意がいります。西洋医学での三点セット、手術、抗ガン剤、放射線を受けないで、常識では認められていない方法で治そうと思うのですから、簡単にいくものではありません。自分で責任をとらないと、つまり、生活習慣なるものを変えないといけないのです。

受講生のMさんは、毎日2時間かけて、生姜湿布＋里芋パスター、枇杷葉温圧などの自然療法を頑張っています。口でいうほど簡単なものではありません。

医者が治してくれる、玄米菜食が治してくれる、△△が治してくれる、では治りません。自分で責任をとらないと治りません。好転反応も出ますし、どんどん痩せてきますし。

ジェイソン・ウィンターズ・ティーで自らの末期ガンを消したジェイソンさんもいっていますが、入院するときは自分の足で歩いて、むしろ元気で入院する人が、手術、抗ガン剤などの治療を終えて退院するとき、ボロボロになって帰ってきます。

たとえこの自然療法で死んでもこの道で行く、それくらいの覚悟がないと続きません。人が作った病気ではないのですよ。生活習慣病なのですから。自分の生活習慣だったのですから。私は受講生の皆さんの○○病を治す手伝いはどこまでもします。でも、私が治すのではないのです。私の生活習慣ではないのですから。

時々、本音は手術が恐いから、食べ物で治したいという受講生さんがいます。が、手術よりも食べ物で治す方が強い信念がいるのです。恐いからと逃げているだけでは、とても食べ物で治すのは無理です。三大療法でからだを傷めるのはからだの自然に反するから手術はしない、という肯定がないと無理なのです。

個々のケースによりますが、手術はして、その後、放射線、抗ガン剤はやらないで食事改革をするというのも妥協案です。

そして今まで何度も書いていますが、何をやっても、つまり、三大療法をやっても治っている方もいるんです。要するに、自分の選択であり、心の方が重要だということです。

インターネットなどで、情報はあふれています。頭がよく、自分の我が強い人ほど、すべて自分の頭で考え、多すぎる情報にふりまわされて治療法を選択し、あれもこれもいいとこどりのつもりで膨大なお金と時間を違う方向に注ぎ込み、疲れ果て……といった状況に陥っています。

選ぶポイントの一つは、気持ちいいこと、です。そして、人事を尽くして天命を待つ。つまり、努力したら、あとは、「おまかせ」のおおらかな天に任せる穏やかな心が必要です。治っても治らなくても、からだが元気で、自分の人生を輝かせ、自分の人生を悔いなく良い人生だったと思えることをめざしましょう。

治る食べ物をチョイスするのではないのです。喰い改めが必要なのです。

治った方がいっぱい出ている本を読むといいですよ

「ガンの患者学研究所」の川竹文夫代表の講演会に行ってきました。私のマクロビオティック教室の受講生さんも入っている会です。

私の主張する恭子式マクロ、病気は食べ方と考え方の間違いから来る、の考え方ととてもよく似ていると思い、ガンの病気の皆さんにも入会をお勧めしていました。お勧めしていながら、私が直接は知らないというのも無責任だと思い、ガンだった親友を誘って、講演会に行ってみたのです。

ガン患者同士の会というものはたくさんあり、中には、情報交換のような印象で暗いと思うものもありましたが、この会は、「治る、治す」ことをめざしている力強い会という印象を受けました。

その数々のお話の中で私の印象に残ったことは（患者さん方とは視点が違うと思いますが）、性善説、性悪説ならぬ、性弱説です。人間は弱い、ということを前提としたサポートです。

私の教室でも、恭子式マクロを忠実に実行してくだされば、3週間で目に見える体調改善が出現します。ところが、3か月たった頃、怠け心の油断が出てくるのです。これと同じことを川竹代表がいっておられました。

玄米菜食の食事を続けられない三つの壁がある。それは、

❶自己流
❷油断
❸孤独

まさにこのとおりなのです。

でも、私の教室に通っている限り、これらは修正されます。常に私からチェックされるからです。同時入会の同期生があります。他の方がたも同じようにいい変化を見せていくということによって、孤独から免れられます。感動の賞味期限は短い、とも川竹代表はおっしゃっていました。

そうなんです！　教室で、食事改革、精神改革を思っても、家に帰ると半分忘れ、1週間たつと、あれっ、となってしまうのです。

私の教室は、「お洗濯の場」と伝えています。いつも着ている洋服も、1週間、2週間に一度洗濯して、また新たに頑張るんです。

日本のガン患者の死亡人数は、年間36万人。その中で、抗ガン剤などの副作用による死亡人数は29万人だそうです。ということは、ガンが原因での死亡人数は7万人ということになります。この数字をどう思われますか。

ガンは死ぬ病気、との世の中の常識の潜在意識を変える。治せないと思っている医者のもとに行けば治らない。ガンは治しやすい病気。『幸せはガンがくれた』(川竹文夫著　創元社)は、心がガンを治す、今までの生き方を変えればガンが治る、といった内容です。お勧めします。皆さん、治った方々がいっぱい出ている本を読むといいですよ。

これは、ガンに限らず、すべての難病に当てはまります。この真理が、恭子式マクロの考え方の修正なのです。しぶしぶ私に付き合ってくれた親友も、来てよかった、といってくれました(ホッ)。

私の教室の料理の実習では、鎧かぶとを外す作業をします。それが厳しい作業なので、私のことを「厳しい」と思ってしまう受講生さんがいますが、ち、ち、違います。真の仕合わせを願い、誘導する、優しい恭子さんなのですよ(笑)

もう一つ、目の前に来たバスに乗れ! そうなんです、次に来たとき、ではもう遅いのです。この講演会では、その場で入会を勧められます。今、ガンで絶望の真っただ中にいらっしゃる方には、ご入会をお勧めします。いいと思ったら、即バスに乗らないといけません。そして、行先が違っていれば、すぐ下車して、次のバスに乗ればいいのです。

私の言葉でいえば、素直が一番、ということです。

仕合わせ感というのは、毎日、自分の心が流れていくこと

受講生の方が、悩んでいました。

「陰性だと蚊に刺されやすいといいますが、私は蚊にさされやすいんです」

厳密なマクロビオティックを守っていると蚊に刺されないはずだ、だから、皆で邪食（マクロ以外のものを食べること）をしているかどうか、蚊の多いところに行って試してみましょう。昔、マクロ信奉者がこのことを実行し、蚊に多く刺された人は「邪食」した証拠だ、という話を聞かされました。

科学的にも、炭酸ガスの多い人に蚊が寄ってくるといわれています。お酒を飲んだあと、体温の高い人、肌の柔らかい人、男性より女性、大人より子どもが刺されやすいといわれています。そして、いわゆる邪食をすると、炭酸ガスが発生しやすくなるのです。でも、人間は生きています。誰もが炭酸ガスを発生しています。

電車の中などで、少し肥満気味の子どもが、虫刺されの跡が化膿して膿をもっているように腫れているのを見かけませんか？　糖尿病の人も、虫刺されのあとが化膿しやすいです。

蚊には刺されます。でも、そのあとが化膿しなければよし、と思ってください。化膿しやす

い人でも、食事を改善すると化膿しにくくなります。傷も治りやすくなります。それで「感謝」です。私もよく蚊に刺されます。「わが身を反省して見つめる」のはいいことです。でも、わが身や人にクレームをつけるために見つめ、反省するのではなく、仕合わせになるために見つめるのです。

皆様も、自分にクレーム（自己否定）はつけないでください。こだわりすぎず、かかわりすぎず、求めすぎず、です。

仕合わせになるための、鉄則その2、です。

人にはっきりクレームをつける人と、大きな声でいわなくても心の中でもやもやとクレームをつけている人はイコールです。人にずけずけいう人も、いわないで悶々（もんもん）とする人も、同じなのです。

「仕合わせ感というのは、毎日、自分の心が流れていくこと」です。

晴れの日が、仕合わせではありません。

人生は無常です。一時も同じではありません。楽しい、といっていても、一瞬で楽しかったになります。

晴れの日も、雨の日も、人生にはあります。晴れだけの人生も、雨だけの人生もありません。晴れの日だけが仕合わせ、と思っていると、毎日がつらいです。晴れの日も、雨の日も、「心が流れていけばいい」のです。大切なのは、心が流れているかどうかです。仕合わせ感は、毎日、自分の心が流れていくこと、です。いつも、びくびく食べているよりも、おいしく感謝して食することを積み重ねればいいのです。

仕合わせになる方法

仕合わせになりたい、と思わない人がいる、とびっくりしたことがありました。純正マクロで体を不調にした方でした。

わが家の玄関までの階段を上ってくるお姿を見て、びっくりしました。学校の理科室にあった、骸骨の模型が服を着たようなお嬢さんでした。

純正マクロを数年続けて、生理も止まったまま、いろいろな不調が出て、お勤めもできなくなり、夏でも長袖の服を着ても寒く、ご飯を食べたあと、普通はからだは温かくなるのですが、彼女は逆に寒くなる、という方でした。

とても頭のいい方で、理屈でがんじがらめでした。その不調から、障害者手帳ももらっていました。

私が、純正マクロをやめて、恭子式マクロに変える、つまり、昭和30年代の食事に――五分搗き米に、季節の野菜、海藻、植物性たんぱく質の豆類を中心に、時には少量の魚介類、さらに、時には肉類、卵なども加えるといった食事ですが――変えないといけない、といったのです。命にもかかわるから変えなさい、といったのですが、彼女は、どこも悪いところはない、といって変えませんでした。障害者手帳をもらっているのですよ。

その彼女が、「仕合わせになりたいと思わない」といったのです。

皆さんは、仕合わせになりたいですか？　であるならば、仕合わせになる方法をお教えしましょう。

仕合わせになりたいという生き方を、仕合わせになる生き方をしないと駄目なんです。

ガンを消したい？　であるならば、ガンを消す生き方をしないと駄目なんです。

千両の実は、突然12月に赤い実をつけるのではない、夏に目立たない白い小さな花をつけている、つまり、地道に毎日見えない努力をしている、人事を尽くしている、とブログに書いたことがあります。人事を尽くして天命を待つ。天命だけ、口をぽかんと開けて、棚から牡丹餅式に待っていても駄目ですよ、人事は尽くさないといけませんよ、と書きました。人事は尽くさないといけない、でも天命も待たないといけない、と。人生はうすっぺらではないのです。

教室ではよくいうことですが、仕合わせになる方法は、「人のお役に立つ自分の運命を花開かせること」です。

繰り返し繰り返し、仕合わせになる方法を学び、感じないといけないのです。

今日、あっ、わかった、と学んでも、人間の性格傾向は変わらないのです。良い講演会の話を聞いて、あ～、いい話だった～、と感激しても、家に帰ったら半分忘れ、次の週には、元の木阿弥（もくあみ）、になっているのが私たち人間なのです。だから、繰り返し繰り返し、仕合わせになる方法を学び、実行しないといけないのです。知識ではないので、覚えても駄目なのです。感じないといけないのです。

夏までに育ててきたものが、種を蒔き、毎日毎日、水をやり育ててきたものが、秋に実るのです。そして、次の年に向かうのです。

人間の性格傾向、気質、体質は変わらないのです。強い決意で、毎日毎日、感じ、祈っていかないといけないのです。

背中が曲がっている人がいます。直してごらん、といったら、どうすればいいですか、といわれました。自分で、毎日、背中をまっすぐにする、姿勢よくするように、自分で努力するしかないのです。

私は皆さんの病気を治すのを、どこまでもお手伝いして差し上げます。でも、私の病気ではないので、私は治せないのです。ご自分の病気なのですから。

盆栽を例にとれば、悪い枝ぶりは矯め、良い枝ぶりは伸ばし、毎日毎日、繰り返していかないといけないのです。

「感謝」も、心からのものでないと「運命」は変わりません。躾がよく育った方たちに多いのは、感謝すべきと知識で知っているので、口では、感謝しています、というのです。が、本人も気づいていないのですが、「お題目（だいもく）」になっていては、「運命」は変わりません。お題目とは、南無妙法蓮華経と、毎日唱えているだけのものです。1000円ほどの賽銭（さいせん）を納め、家内安全商売繁盛、と唱えるようなものです。

仕合わせになりたかったら、仕合わせになる努力を毎日しないといけないのです。暑い夏を大切に努力すれば、秋にはいい実りとなるのです。夏に暑い暑い、と、目先の心地よさの冷たいものを摂れば、秋に風邪を引くのです。

我を張らない。素直に素直に。それが仕合わせへの道です。

病気にならない自分を作ってゆくことこそ奇跡です

「死にたい、死にたい」と自殺未遂を繰り返したり、今、生きるのが辛いから「死にたい」と思っているあなたに。

心は「死にたい」と叫んでいるのかもしれません。けれど、魂は「生きたい、生きたい」といっているのです。死にたいといっている人も、神様には「生きたい、生きたい」と魂が擦り寄っているそうです。実際に自殺をする人でも、その魂は、神様に「生きたい！」と擦り寄っていくのだそうです。

本当は生きたいのです。よりよく生きたいのです。魂と心は違うのです。魂が本当の思いなのです。自分の魂の声に気がつきましょう。

誰もが、光り輝く「運命」を持っています。神様から光り輝く「運命」をもらって誰もが、生まれてくるのです。その運命を光らせましょう。

運がいいとは、心が流れている状態です。

人の言葉や、ものにこだわりすぎて、振り回されると「悩み」が生じます。「まっ、いいか」

「6（善）：4（悪）でよろしい」で、心を流すのです。

自分に合う肥料を見つけましょう。たんぽぽの花なのにバラの花の肥料をやるのは、「運が悪い」のです。逆に、バラの花なのにたんぽぽの花の肥料をやるのもまた、「運が悪い」のです。たんぽぽの花が自分にあった肥料をもらうのは、「運がいい」のです。自分の分限を悟りましょう。自分の器、天与の分限を悟りましょう。

「悟り」とは、自分の分限を「明らかにする」ことです。「あきらかにする」とは、「あきらめる」とも通じます。自分の分限だから、「しょうがない」「仕方がない」のです。

1ℓの器には、1ℓしか入りません。雨が降っているときは、傘をさしましょう。間違っても、念力で？　雨を止ませようと考えないことです。もっと強い雨のときは、雨具も着て、長靴をはいて出かけましょう。もっと強い台風のときは、出かけないで家にいましょう。なんとかして天気を「晴れ」にして出かけよう、と思わないことが「あきらめ」です。

通りすぎるのを待てばいいのです。

いつも調子よく活き活きと咲きたいですか？　いつも咲いている花はなんでしょう？「造花」です。

いつも元気で病気もしないでいたいですか？　病気も治ればいいのです。重い病気を奇跡のように治すよりも、病気にならない自分を作っていくことこそが奇跡なのです。

ほめると認めるの違い

先に書きましたが、悩みは、人の言葉、ものにこだわりすぎることが原因です。私も人の言葉に振り回されて悩みます。「ああしてほしい」「こうしてほしい」と皆さんが思うことをすべて聞いてあげたいと画策して悩みます。

人が自分のことをこういった、こんな噂を聞いた、友達が自分のことをこういっている、仕事場でこういわれた、悪口をいわれる、けなされる……、その反対のほめられる、これらはみな人の言葉です。

拒食症のお子さんを見ていると、とても心がナイーブで、人の心を察知する能力が高いです。お母さんのこうしてほしい、という希望を察知して、「いい子」を演じてしまうのです。ところが、思春期になってからだが抵抗しはじめて、「いやだ」といいはじめるのです。「ほめられたい」という自分の心があるからです。ほめられるのもまた、人の言葉です。

いい母、いい妻であろうとし、アトピーで悩むある受講生にいったことがあります。「お子さんが、あなたに似て、優しい心の優等生タイプだから、「ほめる」のではなく、「認める」ように言葉を使うといいですね」と。

けなされて落ち込むのも、ほめられて有頂天になるのも、どちらも人の言葉に振り回されている点では同じなのです。

母親の介護を長年して無事看取った方が、介護をしなかった兄弟に、「あなたが頑張ってくれたからありがとう」という言葉があれば満足するのにいってくれない、と疲れた顔をしていました。これも、人の言葉に振り回されているのです。人にほめられたかった、のです。自分が認めればいいのです。

私たちも、人の言葉に振り回されない修行をしていきましょう。悩みがなくなります。自分に（神、大いなるものに）認められるように、誠実に、誠実に、コツコツと、人のために尽くせば良いのです。人のために尽くす、といっても、なにも全地球上の人類に愛を！　なんて大袈裟な話ではなく、ちょっと隣の人を笑顔にすることを心に置けばいいのです。

喜びと仕合わせは違う

「本当のエコを考える地球旅行～明日へのチカラ～」という番組の中でのブータンの国王の言葉です。

「仕合わせと喜びを混同している」

仕合わせとは永遠に続くもので、喜びは一瞬だけのもの。

ブータンは、電力も最低限で、自然と人間を大切にする生活を選びました。今の日本の「安い便利さ」「消費こそが美徳」の選択は、目先の「喜び」を選択したのでしょう。何かを手に入れる、願望がかなえられること、お金が手に入ること、これらは一瞬の喜びであって、仕合わせではありません。

何かを手に入れること、願望がかなえられることが仕合わせ、と私たち現代日本人は思ってしまったのではないのでしょうか。願望は、かなえられると、次は、次は、もっと、もっと、ととどまることを知りません。

私が何度もいう「注射1本で病気が治る」ことも、一瞬の喜びにすぎないのです。そうではなく、根本的に健康になること、つまり、体質そのものが健康になることをめざしてほしいというのと似ています。

あれ食べちゃ駄目、これを食べるとからだに悪い。これは陰性で、あれは陽性だから病気に良い。これにとらわれている間は、目先の願望、喜び、にとらわれているにすぎないのです。それを出発点として、でも、いずれはもっと大きく見ていく視点、人間にとって自然の食べ物、食べ方、考えを地球規模に広げていってほしいのです。

原発の問題も、私たちの「喜び」を得ようと追求した結果です。

旅行に行くこと、ほしいものを手に入れること、お金を得ること……。これらが仕合わせではありません。

病気でお悩みの方は大変だと思いますが、せっかく、アトピー、花粉症、ガン、などなど、いろいろな病気をいただいたのです。そのご縁は、人間にとって仕合わせとは何かを考えるきっかけなのです。私たちは、結果として病気をもらったのです。原因があり、結果があるのです。陰陽を間違えたのでも、体に悪い食べ物や添加物を食べたのでもなく、人間として不自然な欲望のおもむくままの食べ物、食べ方をした結果としての病気だったのです。

その番組には、もう一つの国として、キューバが出ていました。

キューバは共産国です。以前はソ連から多大な援助をうけ、ほとんどの物をソ連から得ていました。それが、ソ連の崩壊に伴って何も入って来なくなったのです。カストロ議長の号令のもと、自分たちだけの力で生きていこうと、国を挙げて方針転換をしたのです。私の言葉でいえば、自分の国の「器」の中で生きることを選択したのです。

石油に関していえば、タクシーも同じ方向に行く人が集まるまで出発しないとか、それまで何時間でも待つという不便さを選択したのです。電球も配給で、移動するとき、1個の電球を他の部屋に持って行って点けていました。レストランも日中は電気を点けないという、真のエコ生活です。

単に節約だけでなく、有機農業（違う匂いの花を植えて害虫を錯乱させ、寄せつけないようにしていたり、トラクターの代わりに牛を利用したり、牛フンをミミズに食べさせることで短期間にたい肥を作ったり）を推進し、結果、キューバにはトキが戻ってきました。

キューバもまた、背伸び（器を超えること）をしない、自分の身の丈にあった仕合わせを選んだ「先進国」だと思いました。

食べ物でいえば、自分の「器」を超えないで食べれば病気をしません。「器」を超えて欲張りに食べるから病気をするのです。

ムヒカ前大統領の言葉

日本中の皆さんがご存じだと思いますので、書かなくても、と思いもしたのですが、ウルグアイのムヒカ前大統領のことです。偉い人がまだまだいるのですね。

私のいう偉い人とは、権力を持っている人でもなく、頭のいい人でもなく、お金持ちでもなく、大企業の社長でもなく、人を仕合わせにする能力のある人のことです。

彼は、「世界で一番貧しい大統領」として有名になりました。彼の言葉から……

「貧乏な人とは、少ししかものを持っていない人ではなく、無限の欲があり、いくらあっても満足しない人のことだ」

「私たちは発展するために生まれてきているわけではありません。仕合わせになるためにこの地球にやってきたのです」

「なんでヨーロッパ系のモデルを広告に使うの。美しい日本人女性がいるのに」

(これは、東南アジア人もそういっていますね。だから、西洋人コンプレックスを生むのでしょう。外来種の動物、植物を入れることもそうですよね)

「私は貧乏ではない、質素なだけです」

「君が日本を変えることはできない、でも自分を変えることはできるんだよ」

国連での演説……

「もしドイツ人が、一家族ごとに持っている車を、インド人もまた持つとしたらこの地球はどうなってしまうのでしょう。私達が呼吸できる酸素は残されるのでしょうか」

他にもいっぱいありますが、先の「ブータンの仕合わせ度」と重なる言葉です。

経済も、これ以上発展する必要があるのでしょうか。モノを売る、市場開拓をする、モノの過剰は、ごみを生むだけです。私は以前ブログで、最後は月にまで売りに行かなくてはなりませんね、とも書きました。

ムヒカ前大統領はまた、日本の昔からある言葉、考え方にも、とてもいいものがあったではないですか、といってくれていました。ただ、今の日本は、魂を失ってしまった、とも。

「足るを知る」「自分の身の丈に合う」「貧しいながらも楽しいわが家」。今に満足、今日に感謝。今日生きていることに感謝し、今日を精いっぱい充実させて楽しみましょう。その「今日」の連続が人生になるのです。

今に満足、今日に感謝

「今に満足、今日に感謝」は、私たちを救ってくれる真理の言葉です。皆さんも私も、今ある健康、仕合わせに不平不満を述べるところから、悩み、不健康が始まります。

先日の授業でのことです。2人の受講生が、この教室に来る以前から今の自分と同じ状態だった、という感想をぽろっと口にしたのですが、とんでもありません。2人ともすごく明るく自然体になり、からだもとても健康になりました。動けなかったのが、朝は元気に目覚め、疲れることもなく1日動け、必要な仕事ができるようになったのです。

皆さん、教室に来る以前を忘れてしまっているのです。動けないほどからだが重く、寝ていたり、くよくよとずっと悩んでいたりした日々のことを忘れてしまっているのです。

そして、このお2人もやさしい顔になられました。私の教室に来ると、皆さん、険がとれ、やさしいお顔になります。

それはなぜかといいますと、こうあらねばならないという自分（しっかりした自分、なんでもできる自分、神様のような自分など）を脱がせてもらえたからです。脱いだではなく、あえて脱がせてもらえた、と書いたのは、やっぱり、私の教室での授業の、私のおかげだからと、自覚していただきたいからです。

まあ、なんてしょっていること！　なんていばっていること！　自分のおかげだなんて！　と思われるかもしれませんが、これが、次につなげる、私を含め皆さんが仕合わせになるポイントなのです。つまり、何がどう変わったかの自覚や感謝がないと、病気や悩みは再発します。何がどうよく作用したのかを、明確に具体的にしないと再発してしまうのです。私の教室では、基礎科修了時に「たんぽぽ便り」というレポートを書いていただくのですが、そのために書いていただくのです。具体的に書かないと人にも伝わらないし、自分でも、何をどう変えたから元気になったか、が自覚できないのです。

具体的に、何を食べていたのを何に変えたか、どんな考え方の癖を恭子式マクロの考え方に変えたか、といったことを、いつでも、具体的に、具体的に、とお願いします。漠然と悩むのではなく、悩むのも具体的に、と。

たとえば、人間関係で失敗して仕事を辞めて、やっぱり自分は駄目だと布団をかぶって昼間から寝ている人がいました。その方にとって必要なことは、就職先をさがす活動をすることでしょうか？　いえいえ、必要なことは、朝は起きること、昼はご飯を作って食べること、夜は寝ること、なのです。目先にある今必要な具体的なことをすることです。

ある知的障害のお子さんを持っている方が、お子さんがずっと「死にたい」といっているということで悩んでいました。ところが、とても元気になり、受け入れてくれた仕事場で働くようになりました。すると今度は、その仕事場で上司に可愛がってもらえないと、今、親子ども悩んでいるのです。

以前の悩みと内容が、アップしたでしょう。今は、社会に出たからこその悩み、高級な悩みになったでしょう。今、元気でいることへの、感謝を忘れてしまったのです。それが、「もっと、もっと、と足るを知らない心」なのです。

甘くない砂糖の話

今日、映画「あまくない砂糖の話」を観てきました。オーストラリアのドキュメンタリー映画です。甘いものの誘惑が断ち切れない方々には、ぜひとも観ていただきたい映画です。

オーストラリアの1日の平均摂取量であるスプーン40杯の砂糖を60日間、健康的といわれている低脂肪ヨーグルトとか、穀物バーなどとともに摂ると人間はどうなるか、というからだを張った実験でした。

オーストラリアの原住民アボリジニは、ほとんど砂糖を摂らない伝統食べ物の時代は病気がなかったのに、店で食品を買い、加工食品を食べるようになり、コカコーラ社世界一の売り上げ伸び率となってから慢性病が続出、なおかつ早死にするようになった、といった内容のドキュメンタリーで、肥満が社会問題化しつつあるオーストラリアで大ヒットを記録した映画です。

お菓子（砂糖）を食べ始めると、コカインよりも依存性が強く、やめるのが困難だ、との告白もありました。また、見えない形で大量に砂糖が入っている加工品の問題警告でもあります。

この映画の中で問題とされたのは、砂糖です。

今、日本では「糖質制限食」がブームです。これについて、私の教室の受講生の中に、不妊症治療の一環として、「糖質制限食」を医者にすすめられてやったことのある方がいます。彼女は、最初の半年間くらいはとても体調がよくなり、これはいい、と3年ほど続けたそうです。

が、後半は、むしろ体調が悪くなったとのことです。そして、ご飯（お米）を食べるように変えたら、体調がよくなったと話してくれました。

糖質制限食がいいのは、砂糖をやめたためよい効果があることです。ですが、炭水化物のすべてを悪、とするのは、むしろ間違っています。炭水化物の中でも、米をやめるのは、むしろ健康を損ねてしまいます。

「悪い炭水化物と良い炭水化物がある」と結論づけてください。炭水化物は、消化されるとブドウ糖になります。これが、血液を通って体各部の細胞へと届けられます。生命を維持していくためのエネルギー源となるのがブドウ糖です。そして、その供給源は、炭水化物に含まれるブドウ糖です。ブドウ糖が悪いのでもありません。人間にとって必要なものです。

砂糖は、ブドウ糖と果糖が結合したもの（二糖類）です。砂糖は、摂取すると、急激に血糖値が上がるのです。とくに果糖が上がりやすいのです。

それに反して、米のご飯やパンは多糖類なので、砂糖よりは消化（分解）に時間がかかります。さらに、精白されていない玄米はもっと時間がかかります（玄米が糖尿病に特効があるというのは、このへんのメカニズムです）。

砂糖は、摂りすぎると中性脂肪という脂肪に作り変えて、貯蔵するように体はできています（原始時代の飢餓から守る体のシステム）。お顔のシミ、そばかすなどは、この中性脂肪です。ですから、砂糖好きは、そばかすだらけになります。砂糖抜きの玄米菜食にして、お肌が透き通るようにきれいになるのは、この中性脂肪が取れるからです。

砂糖、甘いものを食べると疲れがとれるように錯覚するのはなぜか。それは、急激に血糖値が上がり、仕合わせな気分になり、ハイになるからです（45分間）。ところが、すぐ続いて、上がりすぎた血糖値を下げるためにインスリンが出ます。そして、どんどん血糖値が下がります。次には、アドレナリンが分泌されます。アドレナリンが出るとイライラしてだるくなり、集中力がなくなります。そして、アドレナリンによる症状は、また砂糖を摂るように体に命令するのです。これが、薬物中毒と同じ現象である砂糖中毒（carbohydrate addiction）なのです。

血糖値が上がること自体は問題ではありません。急激に高くなったり、低くなったり乱高下することが問題なのです。

つまり、血糖値が急激に上昇する砂糖をやめましょう、という結論なのです。

精白された小麦粉のパン、うどん、白米は、消化が（玄米に比べて）早いため、血糖値が玄米に比べて、急上昇します（砂糖に比べれば、白米、パンは、消化が遅いのですが。また、精白された小麦粉を使ったイースト菌のパンは、白米よりも消化が早いです）。

さらに、白米以上に砂糖は精製されていて、糖質以外が含まれていないので、消化の過程で、酵素、ビタミン、ミネラルを体の他の部分から調達していきます。砂糖はインスリンがどっと出て、ビタミンやミネラルも奪っていくということです。

砂糖は、すべての病気のもとです。血糖値だけの問題ではありません。

この映画の中の実験で出てくるように、砂糖は、腎臓病、肝臓病、心臓病、ガン、アトピー、湿疹、花粉症など、すべての病気のもとです。清時代の中国をアヘンで滅ぼそうとした以上に、砂糖で国を滅ぼすことができるのです。

いい炭水化物は、とくに、お米（分搗き米、玄米）です。

炭水化物＝糖質＋繊維

単糖類

二糖類（ショ糖＝砂糖）ブドウ糖＋果糖

二糖類（乳糖＝ブドウ糖＋ガラクトース）

ブドウ糖＝エネルギー源、グルコース

果糖：果物に含まれる単糖類は、細胞に素早く取り込まれ、ブドウ糖以上に太りやすい糖です。

異性化糖：人工的に作られた糖で、加工食品、清涼飲料水に使用されます。

参考までに自然食で代替砂糖として、からだにいい（？）とされるものも、結局は、砂糖なので同じことです。

たとえば、ハチミツに含まれる糖の主成分は果糖です。自然食品店で売っているお菓子ならいいと思ってたくさん食べている方、ご注意ください。とくに、代替砂糖＋小麦粉のお菓子は要注意です。

歳より若く見える人

教室で、「年とってくると、若く見える人と歳より老けて見える人との差が出てきますが、若く見えるためにはどうすればいいんでしょう?」と質問されました。私の答えです。

①若くありたい、と願うこと
その思いがあれば、若くあるためのノウハウをキャッチするようになります。

②おしゃれをすること
テレビで、見た目が10歳も20歳も若く見える人、4人を追跡調査していました。その方たちは、体の中も、たとえば血管なども、見た目と同じように若い、というデータが出ていました。そして、明るい色を好んで着ていました。ピンク、オレンジの服が好きな人ばかりでした。

あるとき、受講生の1人が、その方はもともと美しい方なのですが、「痩せているのが劣等感だ、太りたい」といいました。私は、マクロビオティックをやりだしてしばらくは、どうしても一時的に痩せますよ、といいました。そして、美しい方なんですから、その痩せていることを逆に活かして、モデルさんのようにおしゃれをしたらいかがですか、といいました。

「好きな女優さんは?」と聞いたら、「萬田久子さん」と彼女は答えました。実はその方は、萬田久子さんに似ているのです。で、「彼女を真似して、おしゃれをしてきて」と宿題を出しました。どんなにきれいになるか楽しみです。もともときれいな方なんですから。

私の教室に来ると、皆さん、より美しくなります。食べ物を変えることで、肌が透き通るようにきれいになるだけではなく、私が、おしゃれをしなさい、というからです。

皆さん、きれいに生き生きと輝いてきます。私もほめます。すると、同期の受講生の皆さんもほめてくれるようになります。

老人ホームなどで、ボランティアでお化粧をしてあげたり、髪をカットしてあげたりすると元気になる、という話はよく聞きますね。昔は、養老院カット（今でもあるのかな）と呼ばれる坊主に近い短い髪で、介護が楽になるカットがありました。私の母の知り合いが施設に入ったら、その養老院カットにされて泣いていた、という話を覚えています。

おしゃれは、生命力だと思います。私の母は、80歳をすぎるまで、電車で立っていても席を譲ってもらえないほど若く見られました。その母は、80歳をすぎても、どの服を着ていこうかしら、どれがいい？　と私に聞きました。私は内心面倒くさくて、どれでもいいよ、と思ったのですが。

③やはり、健康

健康のためには食事です。最後に何がほしいかといえば、お金でもなく、肩書きでもなく、権力でもなく、健康です。健康でなければ美しくもなれません。若くもなれません。

エッ⁉　と思われる方がいるかもしれませんが、若く見えるためには、マクロビオティックをやり続けないことです。恭子式マクロに変えることです。某マクロビオティック教室にも同時に通っている受講生が、そこでマクロビオティックを長年やっている先生や受講生を見ると、「牛蒡(ごぼう)みたいに黒くて細い人」が多いといいました。そうなんです。昔、私が、マクロを習っていた時代、女の人は「牛蒡が干からびたみたいな女性」が多く、男の人は昔の中国の「宦官(かんがん)みたいな男性」（去勢された男性）が多かったです。そして、歳(とし)より老けて見える人が多かったです。

このあたりと、完全なマクロビオティックを何年か実行しているのに感じるからだの不調から、なにかこのマクロビオティックの食べ方は変、と思い始め、恭子式マクロを確立したのです。

若くありたい人は、どうぞ恭子式マクロにしてください。

④好奇心

この好奇心とは、隣の家は何をしているか、という好奇心ではもちろんありません。新しいものに興味を持ち、勉強したいと思う心です。私の教室に通おうと思う人は、まずここはクリアしていますね。学ぶということは楽しいことですから、頭をやわらかくすることです。素直になって、学ぼうと新しいことを自分に取り入れることです。

私は、外国の登山や、危険な岩稜登攀もしますが、そのモチベーションはどこから来るのですか、とよく問われます。Innocence（無知、純粋）とCuriosity（好奇心）です、と答えます。

⑤適度な運動

これは、精神的な「張り」にもつながります。私は登山が趣味ですが、山に行くためには、ある程度歩けないといけません。一緒の仲間に迷惑をかけられない、と思うから、日頃も最低限の訓練をする気になります。やみくもな運動は、私のような怠け者にはできません。

必ず、今より元気になります！

教室のあと、受講生が残って相談していかれました。

最近は、1週間分の食事の内容の記録と大きい便りと小さい便りの記録をとって相談する、ということが徹底されてきました。これは、いずれは自分でこの状態のときは何を食べればいいのかがわかるようになるために必要なことなのです。私は、皆さんが自分で判断できるようになるための手伝いをしていきます。皆さんが健康になるための手伝いをしていきます。皆さんが自立していくための手伝いをしていきます。

そのため、わからないうちは（わからなくて当たり前です）、私の体験と実績でアドバイスをしていきます。

その受講生は、さまざまな病歴を話しながら、「元気になれますか？」と訊ねました。

私の答えは、イエスです。必ず、今より元気になりますよ！

昔の私は、本当に病弱でした。考え方も、くよくよ、病気を呼ぶものでした。昔の私の健康を20点とすると、今は80点です（100点ではありませんよ〜）。

ウチの教室にいらっしゃる人をみていると、昔の私よりずっと健康で、丈夫な方が多いです。80－20＝60。この点差の60点は、私の「知恵」を学び、「恭子式マクロ」をすれば、アップする数字です。教室の受講生の中には、現在の健康に点をつけるとすれば、40点から60点くらいの方もいらっしゃいます。40点に60点を足すと、あらまぁ、100点ではありませんか。

悩みを抱えたら、悩み解決のコツをお教えします。それは、「感謝」と「喜び」です。

教室にいらっしゃる方に、よくお話しするのが、今日病気であっても、ここまで、この教室まで来られたではありませんか。ここまで来ることができる2本の足と、それなりの健康があるではありませんか。ここまでの電車賃だってあるではありませんか。などなど……。

小さなことに感謝、感動できること。それがコツです。その積み重ねで、心が明るく強くなります。

それも練習です。仕合わせになるにも努力なのですよ。ただし、努力の甲斐のある努力をしないといけません。

お金で命が、買えますか？

正義感の強い受講生が、「保険の利かない、高額医療を受ければ助かるのに……」といった事例を見て憤っていました。お金で命が買えるなんて、と思ったようなのです。

お金で命が買えますか？　私の答えは、ノーです。お金で命は買えません。

昔、高名なタレントが名医のもとガンの手術を受けました。名医は、すべての悪い部分を切り取りました。ガンの病巣はすべて取り除きました。内臓のあらゆるところから切り取りました。手術は大成功です。しかし、その方はお亡くなりになりました。

お金があっても、健康運のない人は、どんな高額治療を受けても、どんな名医にかかっても、助かりません。

家族もほうって、ひたすら事業の成功、お金儲けに励んで会社（店）が大きくなって、お金がたまって、さあ、これから、と思ったときに病気が発見されて余命いくばくか、と宣告されるというのはよく聞く例ではありませんか。

110円の大根を買って、もう少し先の別の八百屋さんに行ったら100円の大根がありました。そのとき、110円の大根を売った店に行って、「お金を返せ」という人がいます（皆さん、もちろんこれは比喩ですよ）。でも、その方は110円の大根とご縁があったのです。110円の大根を大切に使いきり、日常の知恵としては、次は、買う前にそれぞれのお店を見比べればよいことです。

どんなことでも、「ほどほど」のバランス感覚を持つことが運命としての健康を呼び寄せます。「お金のこと」は、実はその人の生き方を表しています。どんなきれいごとをいっても、人のためにお金は出しません。

ニワトリが先か、卵が先か？

孔子のいう施しをしたり、人の目に見えないところで、人のためにお金を使えるのは、お金持ちだからできるんだ、という人がいます。

でも、逆なのです。孔子のいう施しをする人には、お金が入ってくるのです。give and takeといいますが、take and giveとはいいません。giveがあるからtakeがあるのです。

教室では呼吸法を受講生の皆さんにお伝えするのですが、「呼吸」の「呼」は息を吐くことです。吐く（出す）のが先です。ぜんそくの子どもたちを集めて合宿をするとき、息をこれ以上吐けないというところまで吐かせます。すると、その次の瞬間、息が吸えるのです。デフォルメしたいい方をすると、ぜんそくとは、息が吸えない病気なのです。

今、パニック障害で息が吸えない、と思っている人も、これをやってみてください。出すほうが先なのです。

話を元に戻しますと、どんな高額医療を受けても、寿命のない人は助かりません。別のいい方をすれば、健康運のある人は、治る治療（食べ方も含めて）、名医にも出会います。

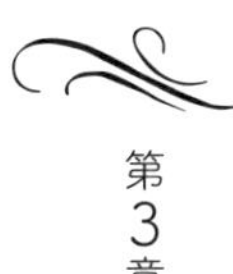

第3章

食べ物で病気を治す。症状別病気の治し方

インフルエンザには玄米スープが効きます！

インフルエンザには、玄米スープが威力を発揮しますので、ぜひお試しください。

以下は、受講生からのメールです。

「子どもが、昨日からインフルエンザを発症しましたので、明日の教室は残念ながら欠席いたします。玄米スープで今日には熱が下がりました。本当に玄米クリームの上澄みは、感染症に一発で効きます！　インフルエンザ、水ぼうそう、おたふく風邪……、わが家では、何度この玄米スープに助けられていることか。子どものインフルエンザは今まで3度経験していますが、毎回1日で熱が下がります。先生には感謝いたします」

玄米クリームを作る過程で、ミキサーにかける前の状態のときに、上澄み液ができています。これを玄米スープといいます。小さなお子さんで玄米クリームが嫌いだったりする場合にも、スープですと飲みやすいです。気管切開をして、寝たきりの植物状態の病人でも、病院で許可が出れば入れられます。その場合でも、大量の便が出て症状が劇的に緩和されます。

小児ガンで、のどがどんどんふさがって細くなり、食べられなくなったお子さんに飲ませたこともあります。この場合も、何度か危機を切り抜けました。

実は私も、足を怪我したとき、最初は病院で処方された強い痛みどめを飲んでいました。このときは、同時に胃潰瘍の薬も処方されていました。それほど強い薬だったようです。途中で飲むのをやめましたが、それでも、胃に穴が開いたような痛みがずっとありました。なかなか治らないので、玄米クリームと同じ作り方で玄米を炊き、でも、クリーム状態にはしないで（めんどくさいので）食べたところ、翌日、ひどい下痢を1回しました。そして治っていきました。

そういえば、この1回分を、昼、夜の2回で食べました。他に水分は、梅生番茶と、葛湯1カップでした。それなのに、小さい便りの回数が多かったです。2時間おきくらいにおしっこに行っていました。つまり、排毒、利尿の効能がとてもある、ということです。

次は、息子さんが新型インフルエンザにかかった受講生からのメールです。

「息子は昨日の夜から平熱にもどり、暇をもてあますほど元気になってきました。

玄米クリームがどうして病気のときにいいのか話して聞かせて、「これを少しでも食べると病気のばい菌がおしっこと一緒にたくさん出るよ」といって最初は無理矢理食べさせましたが、本当におしっこがたくさん出るのを実感すると、トイレに行くたびに「ばい菌流してきた～！」とうれしそうに話していました」

どうぞ、皆さん、西洋医学の薬とともに、玄米クリームか玄米スープを、ぜひ試してみてください。

インフルエンザの食事療法　1

インフルエンザが流行する時期になると、タミフルが効くがその量が足りないとか、タミフルも効かない新型インフルエンザが出現とか、いろいろ不安に駆られる情報が飛び交います(日本人がタミフルを一番服用しているのも事実です)。

この項目では、「インフルエンザの食事療法」と書いていますが、どの病気でも自然治癒力を高めるのが大切です。新型インフルエンザであろうが、A型インフルエンザであろうが、普通の風邪であろうが、もっといえば、ガンであろうが、潰瘍性大腸炎であろうが、進行性筋萎縮症であろうが、自然治癒力を高めることが大事です。

それはさておき、では、インフルエンザにかかり、高熱がでたら、どうしたらいいのでしょう。

❶まず、医者にかかりましょう(電話をまずしてください、といわれています。感染を防ぐためです)。

❷食事療法

＊玄米クリーム

何はなくても、玄米クリームです。玄米クリームさえ覚えておけば、日常の風邪から、重病のガンから、胃潰瘍から、すべての病気のときの食事になります（家族の予防にもなりますので、看病する人も食べましょう。食前がいいです）。

下痢になろうが、玄米クリームなり、玄米スープなりが逆にすぐ下痢として出てしまう（水のような下痢としてすぐ出てしまうからとめようと思わないで）ことを恐れないで、玄米クリームで解毒していると考えてください。そして、水分は摂ってください。吐いても玄米スープを摂ってください。吐いても少しは吸収するからです。

＊喉にはうがい（三年番茶に塩を入れます）。

＊水分はたっぷり摂りましょう。

高熱が出て、解熱剤を飲んで汗をかいたら、脱水症にならないように、水分をたっぷり摂ります。第一大根湯（90ccの大根おろしと大さじ2の醤油、小さじ2のおろししょうがに2合分の熱い三年番茶を注いだもの）は解熱に効きますが、結核など慢性的に弱っているときはからだに負担がかかりますので使いません。

水分は、①梅生番茶（205頁）、②三年番茶（陽性の飲み物です）、③天然酵母飲料を熱い湯で薄めた飲み物で補います。

＊りんごの葛ねり（高熱に効きます）（209頁）。

＊足は湯たんぽで温めます。

＊38度以上の高熱には、頭、額に、豆腐パスターをしてください（215頁）。

熱が下がってよくなってきたら（でも、抗生物質やら化学の薬やらで、お腹は悪いはずです）、以下を作ってみましょう。

＊玄米粥小豆

＊糸蕎麦

そば粉と小麦粉の割合が５：５の細い蕎麦です。断食あけには、陽性の蕎麦は食べたくないものですが、私の体験上、この糸蕎麦なら食べられます。私は、これに醤油をかけて食べます。

＊蓮根ポタージュ

蓮根は、節の部分が一番薬効があります。節を捨てないでください。節のまわりの黒いところだけを掃除して使ってください。半節ほどをすりおろし、すりおろしの生姜（蓮根の１割ほど）と水２〜３カップを鍋に入れ、沸騰してきたらかき混ぜ、醤油を入れます。

蓮根湯ではありませんが、すりおろしたものそのまま火にかけます。恭子式です。お腹の足しにもなります。

＊味噌おじや

玄米ご飯または分搗き米ご飯（白米でもいいです）に水を入れて、おじやを作ります。

豆味噌（陽性）、ネギ（風邪に効きます）を入れて、少し煮ます。もう少しよくなってきたら、ここに、油揚げを入れてもいいです。体の中から温めます。米から炊いたお粥より、ご飯を煮たおじやの方が陽性になります。

インフルエンザの食事療法　2

受講生と私の電話でのやりとりです。

受講生「中学生の子どもが熱を出したので、インフルエンザのときの回復時のお麩の煮物を食べさせたら、おいしそうに食べました。食欲がないので、あとは、白米のおにぎりを食べさせました。食欲がないときなので、好きなものがいいと思いました」

私「まだ高熱があるときは、玄米クリームです」

受講生「玄米クリームは、子どもは嫌いなので、冷凍してある玄米クリームを食べさせます」

私「冷凍はおいしくないので、嫌いな人にはさらに駄目です。新しく作ってあげてください。また、食欲がないのだったら、絶食すればいいです。ただし、水分はしっかり与えてください。玄米クリームは排毒の力があります。熱のあるうちは、排毒させないといけません。一口でもいいのです。

私の書いた、ネギ入りの味噌おじやは食べてもいいです。普段の健康なときに、妥協して食べたいものを少し食べさせるのとは違います。妥協していいときと、してはいけないときがあります。ましてや、固形物のおにぎりはいけません」

その後、受講生から連絡がありました。

受講生「さっそく作ったら、食べました。他のものは食べさせなかったので、お腹がすいたと思います」

高熱を出して食欲がないのは、理由があります。からだが今は、さらに熱のもとになるものは入れないで！　といっているのです。

昔、私の兄が独身時代（独身寮にいました）、風邪を引いて熱があるとき、栄養をつけなくてはと思い、寮の食事のハンバーグを食べたら、吐いてもどして大変だった、ということがありました。

からだの声を聞かないといけません。からだは、食べ物を入れないで！　といっているのです。だから、食欲がないのです。

子どもの水疱瘡（みずぼうそう）

受講生の方から、相談を受けました。2歳のお子さんが水疱瘡で、熱が38度5分あるとのことです。お医者さんには行ったそうです。

今、どんな食事をしているの？　と聞いたら、黍を入れた五分搗き米に味噌汁、という返事でした。

私のアドバイスです。

高熱なので、薄い玄米スープ、玄米クリームを食べさせること（解熱、解毒）。りんごのすりおろし、葛湯、りんごの葛ねりもいいと思います。それから、豆腐パスターもいいでしょう。

これらを実践したうえで、お母さんの右手を子どもさんのおへその上に当てます。祈りながらしばらく当てていると、そのうち、お子さんのお腹とお母さんの手がくっつくようになります。

手当ての語源です。手を当てるというのが、手当ての本当の意味です。すると、お腹がごろごろ、ぐるぐると鳴りだします。もうしばらくすると熱が下がってきます。

もし、どくだみの薬草茶があれば、そのお茶を少し薄めたのを、ぺたぺたと水疱瘡のところにつけてあげてもいいです。

妊娠中の食事

今、教室の受講生は、おめでたラッシュです。恭子式マクロでからだが温まり（つまり陽性になり）、妊娠できるようになったのです。

妊娠したら、私から、食事の注意をします。

厳しいマクロビオティックは、中止してください。昭和30年代の日本人の庶民の食生活を目安にしてください。2年目からの恭子式マクロの食事にしてください。

具体的には……。

主食は、玄米はやめて、三分から五分搗き米、または、雑穀を入れた白米にしてください。

国内産小麦粉のうどん、蕎麦もいいです。パンより米を食べてください（厳しいマクロの玄米菜食をしていると、ジャンクフードを食べたい衝動に駆られます）。

からだの声を聞け、と、いつもはいいますが、妊娠中、とくにつわりの時期は、「からだの声は聞かないでください」。生クリームのケーキや、アイスクリームやら食べたいと、わがままなからだの声が出てくるからです。

つわりのときは、吐いても吐いても、梅生番茶を飲んでください。吐いても胃の中に少しは残り、吸収されるからです。ご飯と味噌汁は欠かさないでください。

食べてはいけないものは、「肉」よりも「甘いもの」、とくに生クリーム系の洋菓子です。アトピー、花粉症がでてしまった人に、まず、やめてもらうようにいって効果が出るのは、「肉」よりも「甘いもの」です。

副食は、白身の魚、青魚（鯖、いわし、さんま）を1回の食事に半切れから3分の1切れ、1日に1回以上は駄目です。牡蠣、鮭もいいです。ただし、少量。基本的には、豆類という植物性たんぱく質でたんぱく質は摂る、と思ってください。動物性たんぱく質として、肉も少量摂っていいです。鶏のささ身、豚肉少々も摂っていいです（ただし、血色素［Hb］の値が8台になったら、一切れ［100g］を、1日に1回摂ってください）。

要するに、一般の西洋栄養学でいわれるほどの動物性たんぱく質はいりませんが、少量は摂ったほうがいいです。脂の多いものはやめてください。牛乳もいけません。生クリームもいけません。

野菜は、季節の野菜（根菜、葉菜）を摂ればいいです。

妊娠中に秋の新米を食べて1月に出産の、1月生まれの子に、天才が多いといわれています。米を食べてください。

主食と副食は、半々にしてください。副食が主食の量を超えてはいけません。ゴマ、海藻もお忘れなく食べてください。

花粉症の敵は、菓子パン！

花粉症で悩んでいらっしゃる方が多いですね。皆さん、花粉症の敵はスギ花粉だと思っておられるようですが、実は菓子パンなのです。スギ花粉ではありません。スギ花粉も原因ではありますが、花粉症を治すには、「菓子パンをやめること」です。もっとちゃんといえば、甘いものをやめることです。

私がクライミングでお世話になるガイドさんは、花粉症でお手上げ状態、強い薬を処方されて飲んでいました。山には、簡便な食事となる菓子パンを持って行って食べていましたが、それをやめたらすぐに治ったそうです。

次も登山のガイドさんですが、「菓子パンは日本の花粉症の諸悪の根源！」「菓子パンをやめれば、日本中のアレルギー系の病気はなくなる！」と過激なことを私がいいました。

彼は、あまりにつらい花粉症だったので、やめました。1週間で、ぴたりと薬がいらなくなりました。本当のお話です。コンビニおにぎりでもいいのです。

花粉症の原因は、花粉ではなく甘いものなんだけどなぁ。ノーベル賞モンの恭子式マクロでした。

余命何か月と宣告されたあなたに。特効薬は「感謝」です

「抗ガン剤の治療はもうやめます、と病院でいわれました」という方への私のアドバイスです。よかったですね！　抗ガン剤は必要悪のようなものです。とてもからだを傷めます。このことは、経験したことのある方は皆さんご存じです。

15年ほど前の受講生ですが、リンパのガンで、手術等の方法をとれない方がいらっしゃいました。西洋医学ではもう治療法がない、といった方が、マクロビオティックや免疫療法を仕方がなく求めてきます。でも、そういう方のほうが、実は、マクロビオティックで治る可能性が高いのです。ですからこの方も、抗ガン剤の治療をやめる、といわれたのはある意味ラッキーです。

最近は、スーパーでもレトルトの玄米ご飯、また、自然食品店でレトルトの玄米クリームを売っていますので、入院中も玄米ご飯を１００回噛んでください。梅干も持ってきてもらってください。あなたが生きることが、家族にとっても大切なことです。わがままではありません。家族にも一緒に頑張ってもらってください。お茶は三年番茶、薬草茶などを持ち込んでくださ

い。必ずよくなりますから。そして、病院食ではなく、玄米菜食をしてください。「生きよう！」と思わないといけません。「生きよう！」と思ってください。必ず、本来の運命より好運になります。

私が120歳までの命は保証してあげられませんが、必ず、運はよくなります。もともと、私たち誰でもが今日1日の命であり、今日1日の積み重ねが人生なのです。今日1日、精いっぱい、充実して生きること、その積み重ねなのです。その条件は、病気をしている人も、今健康なからだをもらっている人も同じです。健康な人であっても、明日、交通事故で死ぬかもしれません。どの人も、今日1日、充実して生きることが大事であり、真理なのです。それが、数か月といわれていても数年になるかもしれないコツでもあります。昔、今東光という作家でありお坊さんでもあった人が、ガンと宣告されてから長く活躍されました。

たまたま新聞を開いたら、下の広告欄に本の広告がありました。納税額日本一の著者の言葉として、「病気は「食べ物」と「考え方」が引き起こす」と書いてありました。まさに、私がいつも受講生にいっていることです。

以前、玄米を食べたら、すごい量の大便が出たとのこと。それだけ効果があったのですから、すべてよい方向に向かっている証拠です。決して、悪い方向には向かっていません。「生きよう！」と思ってください。

もう一つ。落ち込んだときに、元気になる特効薬は「感謝」です。あなたにとって、今感謝できることはなんでしょう。家族がいるということ。今日生きているということ。まだ、固形物が食べられるということ。明るい考え方ができる自分。恭子式マクロに出合ったこと（!?）……。「今に満足、今日に感謝」が究極のポイントです。

悩みから抜け出す方法

ある受講生が体調が悪いとのことで、じっくり話を聞きました。

聞いているうちに、ご主人がこの不況で仕事がなくなったこと、それで、自分が頑張らなくっちゃ、と自分の仕事を増やしたことなどを話しだしました。

雨が降ったら、傘をさしますね。もっとひどい雨だったら、雨具もつけますね。もっとひどい豪雨だったら、家でじっと身を潜めて待機しますね。

それと同じなんです。仕事がなくなったら、生活を縮小してじっとその流れに合わせればいいのです。今までの生活をそのまま続けよう、たとえば、借金をして仕事を維持しようと思うからストレスがたまるのです。雨が降っても、誰も雨を降りやませようとは考えません。雨が降ったら、それに合わせて傘をさします。相手、世の流れを変えようと思うから、ストレスになります。

病気も同じです。風邪を引いたら、食事を少食、あるいは断食をして、じっと寝ていれば治るのです。元気なときと同じように動こう、仕事をしよう、元気に気分よくなりたい、と思うからストレスがたまって、ますます治らないのです。雨が降っているのに天気にしよう、と思うから治らないのです。

じっと身を潜めて、治るのを待たなくてはいけないのです。時期を待たないといけないのです。風邪を引いたら、気分の悪いのは仕方がないのです。注射1本打って、元気なときと同じになりたいと思うから、心が流れないのです。そのうち、心が穏やかになってきたら、今日に満足、今に満足。風邪くらいでありがたいなあ、この食事法に出合わなかったときならもっとひどい状態だったなあ、とか、「以前よりまし」だということに気がついてくれば、自然に感謝が出てきます。仕事がなくなっても、今、夫も家族も健康でありがたい、そんなふうに思えるようになってきたらしめたもの。

年中、晴れていることはありえません。雨も降ります。病気もします。でも、治ればいいのです。通りすぎればいいのです。

話が戻りますが、根本（悩み）は同じなのです。この方は、すぐご自分で気がついて、妻であるのに夫の役割をしようとして器を超えた、と気がつかれました。仕事がなくなった、病気になった、といったすべての悩みは、人柄が解決します。人の道（抹香くさいかな。人を思いやること）を守っている人は、かならず助け舟が出ます。仕事ができることではありません、人柄が解決してくれるのです。

あの人は仕事ができるけど一緒に働きたくない、ではなく、あの人はいい人だね。あの人は信用できるね。こんなふうに思われる人は、必ず、仕合わせになっていきます。

お笑いタレントをみていても、流行らなくなっても、他の仕事が降ってくる人、この人は何とかしてあげたい、と思う人は、生活に恵まれます。濡れ手に粟状態のお金が入ってくる、巨万の富が入ってくるということではなく、食うに困らない、という意味です。

この受講生は心のきれいな人です。ご主人様もきっとそうでしょう。だから、かならず、天から助けが出ます。具体的には、人を介して助けが出ます（あてにしては、別の意味になってしまいますが……）。病気も治ります。

ウツの波の乗り切り方・運命は性格で動く

受講生の方からの深夜のメールです。

「夜分に私事ですみません。やはりずっと体調が酷いです。とくにおとといくらいからウツが酷くなりました。主に主人が私にも子どもにも1か月ほど喋らないのが原因なのですが、いくら打ち消しても、死にたい、消えたいという気持ちがわいてきてしまいます。いけないとは思うのですが、自傷行為も多少してしまいます。子どもにもあたってしまいます。薬は飲んでいます。どうしたらいいかわかりません。自分の不甲斐なさに涙がでます」

夜中でしたが、すぐ、電話をしました。

★私の答えです。

❶医者の指示どおり、薬を飲むこと。

❷ロールプレイ（役割劇）のように椅子を2個置いて、自分と自分にアドバイスする友人の役と、必ず椅子に交互に実際に座りながら、自分にアドバイスをすること。

❸今までの過去の、ウツの波（リズム）が3週間なら、3週間後のカレンダーの日に印をつけて、×印を1日が終わるごとにつけていくこと。今までの経験からウツをぬけるときがあったことを思い出して、ただひたすら通りすぎるのを待つこと。

❹甘いもの、とくに、チョコレートは食べないこと。主食をしっかり、副食は少なく、よく噛むこと。副食（おかず）が多いと、陰性の病気、ウツになりやすいです。

❺ご主人が原因ではなく、自分の性格が原因であること。

運命とは、命を運ぶ、と書きます。その運命は性格で動きます。

どんなに相手（この場合はご主人）を変えても、つまり、離婚して違う夫と結婚しても、自分の持っている運命（自分の気持ちをわかってくれない夫としか縁がない）である限り、表面の形が変わっても、夫に不満を持つ運命は変わらない、という真理を悟っていかない限り、仕合わせになれないのです。

いつもいいますが、どんなに相手を変えても、自分の持っている運をよくしていかないと、形は変われど、悩みは尽きません。

お姑さんで悩む人も同じです。

お姑さんが原因ではありません。お姑さんを変えようと、つまり、ダンナをとっかえて、別のお姑さんとなっても、悩むという運命は繰り返されるのです。自分の心の動きで災いも呼び込んでしまうのです。人の言葉や態度（環境）に呑まれて、自分の素晴らしい存在価値が見えないのです。人の存在を気にしすぎて、自分の素晴らしい魅力を出しきれないでいるのです。相手に伝わっていかないのです。

誰がああいった、こういったではなく、自分で背負いきれないことは、はっきりごめんなさい、できません、ということ。自分に関係ないことは、聞き流す。そして、自分の今やることをやる。

私のモットーは、「妥協しろ、妥協しろ」です。

仕事は、事に仕える、と書きます。また、仕合わせは、周りに仕え、和合すると書きます。「禍福（かふく）は糾（あざな）える縄がごとし」。

禍（わざわい）だけ、という人生はありません。福（よいこと）だけ、という人生もありません。禍福で縄をなうから、丈夫な縄になるのです。

マクロで対人恐怖症は治りますか？

こんな質問がありました。

「私は数年前から対人恐怖症になり、現在は数年飲んでいた薬もやめ、まだ通院はしていますが、少しずつよくなってきている状態です。マクロビオティックは以前にも他の教室に何回か通い、実行していました。私のように心の病気でも、この食事をすることによってよくなりますか？　先生の長年の経験からのご意見をお聞かせください」

★私の返信です。

「対人恐怖症ですが、以前、マクロビオティックを実行していたときは、手応えがありましたか？　食べ物でからだの健康が得られます。からだと心は連動しています。からだが健康になれば、心も立ち直りが早くなります。ですが、食べ物だけでも心は元気になりません。

私の著書を読んで、他のマクロビオティックの本と違うとお感じになりましたか？　私は、考え方も仕合わせになるような知恵を伝えているつもりです。恭子式マクロと呼ばせていただいているのは、この辺の違いであり、仕合わせになる知恵なのです。

私の著書から、あなたが仕合わせになるフィーリングが伝わるようでしたら、私の教室がお役に立つと思います。マクロビオティックだけでは対人恐怖症は治りません」

私の思いが、正しく皆さんに伝わるでしょうか。

実は私は、対人恐怖症です。多分、エ〜ッ⁉ と教室の受講生からいわれるでしょう。どうやら私は、パーフェクトと見られているようですので。

でも、違うのです。ウツにもなりやすい性格なのです。だからこそ私の教室は、皆さん「ホッとする」といってくださるのです。皆さんのウツの気持ちがわかるからです。意志も弱く、怠け者なのです。だからこそ、どうすれば頑張らないで、健康に、仕合わせになれるか、を模索するのです。

すべてのもとは、人間関係です。仕合わせのもとは家庭です。家庭が安らぐ場であれば、人はまた元気になれます。これが健康のもとです。

そして、恭子式マクロの特徴は、体調に応じて食べこんで、デトックスが終わったら食べ方を変えないといけない、と伝えていることです。これは、宗教ではなく、「科学」です。「科学」とは、10人が同じことをして、10人が同じ答えが出るものです。心もからだも健康にならないといけません。

病気は食べ方と考え方のまちがいが原因です。食べ方とともに考え方の修正も必要です。

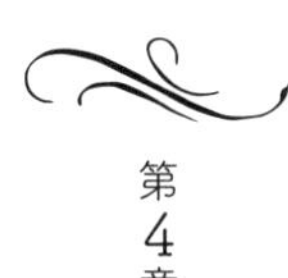

第4章

マクロビオティックQ&A

外食したときの毒消し法

友人に「久し振りに会いましょう。イタリアンレストランを予約しました」と誘われて、「行きます」って返事してしまったのですが……、とA子さんから相談を受けました。

A子さんは、ガンが再発して、ウチの教室に駆け込んで来た方です。

もともと料理の好きな方で、それまでは、肉料理を主に、凝った手作り料理をいっぱい家族のために作り、それが理想の栄養料理と思っていたそうですが、再発をキッカケにして、約3か月、マクロビオティックを実行し、好転反応として、一時、顔の肌が汚なくなり、くさいおならが続きました。でも、本人の自覚症状は、今までだったら疲れてぐったりしていたのがぐんぐん元気になり、力がついてくるのがわかったそうです。そして、朝早くにすっきり目覚めるようになりました。5kg痩せました。もともと美しい方でしたが、肌も透明感が出て、さらに美しくなりました。

実は、友人たちには病名を告げていないので、どういう食事なら食べられるということは、まわりの人には理解できません。友人たちのオーダーは、ピザにサラダ、コーヒーとデザートでしたが、A子さんは、野菜のパスタにサラダ、紅茶を注文し、少なめに食べました。帰宅後、Aさんは、ブラックジンガー（玄米コーヒー）、ギャバ（玄米の粉）をいっぱい食べ、下半身浴をして、汗をいっぱい出したそうです。

★私の答え

それほど重い病状でなければこの方法でよいと思います。

外食するときは、マクロビオティックレストラン（最近増えました）、自然食レストラン（人気のチェーン店ができましたね）、蕎麦屋（国内産蕎麦粉を使った手打ち蕎麦屋）、うどん屋、精進料理屋、懐石料理、豆腐料理、などがいいと思いますが、相手がある場合、そうもいかないときもあります。

その場合、選べる範囲で工夫してみてください。ただ、くれぐれも崩しすぎは、てきめんに体調にあらわれます。玄米菜食をしていると、悪いものを食べるとすぐ体調を崩すようになってきます。それを自分のからだで学んでいくよりありません。

家に帰ったら、その夜は絶食がいいです。翌日は、玄米とけんちん汁のみです。これで体調がよくなります。

次に、毒消し方法を簡単にご紹介しておきます。

・肉の毒消しは、椎茸スープ（鍋に水1カップと干し椎茸1個を入れて沸騰させたものに醤油小さじ1弱を落としたもの）。
・魚の毒消しは、第一大根湯。
・砂糖の毒消しは？　ありません！　しいていえば、陽性にする意味で梅生番茶。また、良質のでんぷん質のご飯（米）、葛粉などを。

ただし、ガンの再発が出ているなど、重病の場合は一度の崩しが命取りになります。闘わなくてはいけません。治るのですから、しっかり玄米菜食を守ってください。外食禁止。

海外旅行のときの食事について

受講生からの相談です。

「イギリスに2週間ほど行きますが、食事はどうしたらいいですか？」

彼女は、マクロビオティックの食事を始めて1年ほどになり、とても体調がよくなりました。そして、時々、外食などマクロ以外の食事をすると体調を崩す、という体験もしました。それで、海外旅行で食事が変わることが不安になったのです。

★私の答え

❶「ギャバ200」のような、玄米食代わりになるようなインスタント品を持っていくこと

❷7日分ほどのレトルトの玄米食を持っていくこと

❸全粒粉のパンを主食にすること

❹おかず食べにならないこと。つまり、主食より副食が多くならないこと
❺ベジタリアン、その中でも、ビーガン（動物性たんぱく質がいっさい入らない厳しいもの）であることを、イギリス人のお義母さまに最初にいうこと
❻あとは適当に妥協して食べてもいいこと
❼朝は、梅生番茶のインスタント品を飲むだけにすること
❽コーヒーの代わりに紅茶を選ぶこと。さらに、生姜粉末を持って行って生姜紅茶にすること
❾三年番茶を持っていくこと
❿心を大事にすることは人類共通なので、お義母さまの心を大事にしながら、してほしいことは、最初にはっきりお願いすること

これだけ守れば、体調も崩すことなく、イギリスに行って来られますよ。楽しんできてね。

と、お話ししました。

外国でのマクロの食事はどうすれば？

受講生がフランスに移住することになりました。その受講生からのご質問です。
「実は私はフランスに住むことになりました。

マクロビオティック流に考えるとなると、その土地の食べ物を食べるのが一番いいとなるのですが、当然のことながら、日本で発売されているマクロビオティックレシピ本に載っているものは、日本の食材ばかりです。でも、私は日本にいないので、手に入りにくいものも多々あります。たとえば牛蒡や蓮根などは、ほぼ不可能です。

牛蒡はかろうじて日本食品店で日本からの輸入という形で置いてありますが、信じられないぐらい高価で、また明らかに農薬まみれと思われるようなきれいな白の牛蒡です。蓮根は、今まで生で売っているのを見かけたことはありません。その他にも、長いもは韓国や中国系のお店でたまに見かけるぐらいですし（それも高いです……）、本のとおりに作ろうとするととても難しいものがあります。

そこで、ふと心配になったのが、それらはその土地のものじゃないってことです。調味料なども日本から持って行けるのですが、それもフランスのものではありませんし。このまま、日本と同じ食生活をしてもいいものか心配になってしまいました。

フランスにもマクロビオティックはあるようなのですが、一般的ではありませんし、本なども書店では見かけません（取り寄せすればあるかもしれませんが）」

★私の答え

私がマクロビオティックを勉強していた頃、「暑い沖縄では、豆味噌（赤だしの黒い味噌）は、陽性の土地に陽性の味噌なので合わない、陰性の白味噌の方が合う」と聞きました。この理論、また、マクロビオティックの重要理論、「身土不二」からいうと、フランス（外国）に住めば、その土地の食事を食べればよい、（食材ではなく）ということになります。

しかし、大きなところで私の考えは違います。

ある女子高校生がアメリカに短期留学し、帰ってきたら丸々と太っていて、出迎えの家族がびっくりしました。

彼女に話を聞くと、ホームステイ先のホストファミリーは、皆、同じ食事を食べていたにもかかわらず、スマートな家族だという話でした。たしかに、せっかく出されたものを食べないと悪いという日本人の心配りで、たくさん食べたということはあるかもしれないけれど、ホストファミリーの人もたくさん食べていた、というのです。

日本人は貯蔵民族だ、という話があります。

原始時代、エネルギーを効率よく蓄え、飢餓に備える倹約遺伝子が、長い歴史の間に、人類生存のためにできたということです。倹約遺伝子は、節約遺伝子、飢餓遺伝子ともいいます。それを、持っている率が高いのが日本人であり、私たちが貯蔵民族だ、といわれる理由です。

短期留学の女子高校生も、「身土不二」の理論でいえば、アメリカの食事をすればいいのではありませんか、ということになります。

ところが、同じものを食べてもホストファミリーは太らず、日本人の彼女だけが太ってしまったのです。つまり、長い歴史の中での、民族の特徴的なからだの、性質、体質があります。その土地（外国）に何代か定住した場合は違ってくるかもしれません。が、数年住んだくらいでは、私たちの日本人的体質も変わるわけがありません。ですから、この受講生の場合、フランスの食生活をそのままにしてもいいということにはならないのです。

さて、理論は置いておいて、実際のアドバイスをしましょう。

恭子式マクロは、手に入らないものでなければできないというものではありません。フランスの野菜で十分です。手に入るもので応用してください。ただし、大事なポイントだけ押さえてください。

❶主食を主にして、副食の合計が主食の量を超えないこと。
❷よく噛むこと。
❸その季節の野菜を食材にすること。

補足として、水っぽいフランスのかぼちゃでも、ばかでかいきゅうりでもいいのです。応用の利きそうなものは皆、フランスの食材と野菜で代用してみてください。手に入らない牛蒡や蓮根でなければできない、というものではありません。また、豆類の植物性たんぱく質を心して摂ってください。フランスにも豆類はあります。少量の魚、肉も、この方の体調ならＯＫですよ。

バター、生クリーム類は避けてください。米のご飯（玄米にこだわる必要はありません）と雑穀、味噌汁は飲んでください。私は、登山でスイスに行ったとき、お米とインスタントの味噌汁を持っていきました。

旅行に行ったあとの体調の戻し方

受講生からのメールです。

「夏休み中、家族で海外旅行をしました。わが家の恒例行事なので、マクロ実践中でもやめられません。

米、主食パン、麺類を中心に食事を摂りましたが、ほとんどのおかずに肉、魚が使われていて、また、中華料理が多かったので、砂糖も入っていることを承知のうえで現地料理も楽しみました。少量ですがスイーツまで。

帰国後、久しぶりに喉が痛くなり、鼻炎も出て、ティッシュとお友だちの生活に逆戻りです。主人は両腕と体のゴムで絞める部分に湿疹がでました。お盆でご馳走の日も多く、時間はかかりましたが、家族だけで食事がとれるときは、ご飯と味噌汁、漬物（あるいは麺）でしのぎ（まだこのくらいしか対処法がわかりません）、やっと元に戻りつつあります。原因がわかっていると精神的に楽だとしみじみ思いました」

★私の答え

いいですねぇ～。この実践力が身についていて嬉しいです。

この、そのときに合った「食事で、健康管理をしていく力」こそが、恭子式マクロの実践です。

この方は、命がかかっているご病気ではないので、時には、外食も楽しんでほしいです。そして、主食（炭水化物）を中心に摂っているので合格です。また、その後の反応も、何を食べるとどうなる、の実験結果なので勉強になりました。こんな生活を毎日続けたときは、アトピーになるわけです。

いつでも、戻すときは、基本食（玄米とけんちん汁のみ）にしてください。

お正月に食べすぎて体調が崩れたとき

お正月が明け、年のはじめの授業が始まると、皆さん、アトピーが出たり、唇の端に吹き出物ができたり、口内炎ができたり、むくんでいたり……。「お正月に義母がご馳走してあげるといってくれたので、いっぱい食べたら」「いただいたおいしいチョコレートを1枚食べてしまったら」「ご馳走の肉を食べすぎて、夫が持病の喘息が出て」などなど、体調を崩される方が多いのですが、すごい成長だなあ、と私が感心するのは、授業後には「すぐ顔に出て、いい体質になったと嬉しかった」と、皆さん、楽しんで、喜んで、感謝していらっしゃることです。

マクロを実践していると、悪いものを食べるとすぐに、からだに悪い、と答えが出るようになります。このことをマクロを実践しているのにどうして？　ではなく、からだがすぐに教えてくれることに感謝できるようになったことは、素晴らしいことです。

その後の対処法についても、梅生番茶を飲んですぐ治した、とか、基本食（玄米とけんちん汁）にして治したとか、戻し方が身についたことも素晴らしいと思います。食べすぎてしまって、自分はなんて意志が弱いのだ、と自分を責めて落ち込む人がいないというのは嬉しいですね。エヘン、私の授業の成果です。

小さな子どもに玄米は食べさせてもいいですか？

4歳と5歳のお子さんを持つお母様からの質問です。

「幼稚園の子に玄米を食べさせてもいいですか？」

★私の答え

小さいお子さんが毎日玄米を常食するのは、お勧めしません。時々はいいですが。分搗き米のほうがいいでしょう。でも、発芽玄米なら食べても問題ありません。ついでに、玄米と発芽玄米の違いについて簡単に。

・玄米……排毒の力が強い。フィチン酸が多い。圧力鍋で炊くともっちり陽性に炊ける。

・発芽玄米……玄米を、2、3日～1週間水を取り替えながらつけると、発芽しかかる。芽が出そうになる、鳩胸状態が理想状態。フィチン酸が減少する。消化吸収がよい。電気炊飯器で白米と一緒に炊ける。玄米に比べると陰性。

アトピーの除去食とマクロビオティック食の違い

「橋本病（慢性甲状腺炎）で、ヨードの多い海藻、たとえば、ひじき、昆布が使えないので、だし汁はどうすればいいですか？」

★私の答え

昆布を使わないで、なるべく、干し椎茸、野菜のだし汁（よく煮出すとおいしい）を中心に使います。そして、玄米菜食をしながら、そのうちに昆布も使える健康体にすることです。

これと似ていますが、アトピーの三大アレルゲンのうち卵、牛乳、をマクロビオティック食では禁止しています。アトピーの人はそれでマクロビオティックに入ってくる人が多いのですが、考え方として、根本的に違うのです。

アレルギー反応が起こる食べ物（＝アレルゲン）を食べないようにしようというのが除去食です。これは、反応が起こる食べ物は食べなければよいという、ある意味、マイナスの食事法であり、対症療法です。

それに対してマクロビオティック食は、からだの自然治癒力を高める食べ物を食べ、人間本来の健康を手に入れようというプラスの食事法、からだによい食べ物を食べることで、からだを根本から変えようという積極的な食事法なのです。

マクロビオティック食も除去食も、避ける食べ物、選択する食べ物が似ているところがあるため、同じような食事法だと思われるのですが、発想の方向はまったく違うのです。玄米菜食をしているうちに健康体になり、自然にアレルギーも消えてゆき、自然な食べ物が摂れるようになっていくというのがマクロの考え方です。

ただし、はじめの段階では、必要に応じて一部の食品を除去するのはいたし方がありません。また、ひどいアトピーの場合、治る過程で、高熱が出る、湿疹、吹き出物がひどくなるといった、好転反応が激しく出る場合があります。そうした反応を和らげるためには、白米菜食から始め、徐々に分搗き米、玄米へと、段階的に主食を変えてゆくといいでしょう。

よく口内炎ができるのですが

先日、受講生の方から、「よく、口内炎(こうないえん)ができるんですが」という質問がありました。

★私の答え

甘いもの、すなわち、陰性のものを食べすぎると、口の中を噛んだりします。そして、それが原因で口内炎になります。陰は、ゆるむ作用です。噛んでないけど口内炎になりやすい、という方も原理は同じです。

まだ、何でもかんでも食べていて、マクロビオティック的な食事をしていない方は、何を食べたからということがすぐにはわからないと思います。ドブのような血液の人は、そのドブにインクをドバッと流しても目立たないのです。ところが、きれいなさらさら流れる小川のような血液だと、インクを1滴、スポイトで落としても波紋が広がります。具体的には、ヨーグルトパフェを食べたら、あくる日風邪を引く、といったことが起こるのです。

悪いものを、すぐ悪いと教えてくれるからだになることこそ、大きな病気をしないコツです。

ささくれができました、とのご相談

「ささくれが、先週からできたのですが、からだの状態はどう考えればいいですか?」

★私の答え

陰性です。たとえば、血管にできたささくれがとれたりしてたまったものが血管に詰まり、脳梗塞を生み出すと考えられています。脳梗塞も陰性の病気です。現象として似ていますが、脳溢血は血管が切れる陽性の病気です。

陰性の病気は、甘いもの、果物の陰性が原因といわれています。昔から、「ささくれができるのは親不孝」といわれていますが、なるほど～、と思ってしまいました。美食だった時代

（虚弱時代）、私はよくささくれをつくっていましたが、マクロの食事に変えてからはできなくなりました。

対処法としては、陽性にすること。つまり、味噌汁、梅生番茶などを飲むこと。ご飯をしっかり食べて、おかず食べをやめること（主食の量を副食が超えないこと）。よく噛むこと。甘いもの、果物をしばらくやめること、です。

入院中の食事について

入院中の受講生から、こんなメールが来ました。

「先日1回目の授業と個人面談では、入院にあたっての食事など、アドバイスくださりありがとうございました。木曜日に無事手術を終え、来週半ばには退院できる目処がたちました。食事はかなりペースがみだれてしまい、少々気になりますが……。

先生がアドバイスくださったように、少し魚も食べ、病院食をいただいています。玄米も炊いて持ち込みましたが、冷凍庫がないので、冷蔵できる分だけでしたので、今日から白米になりました。ブラックジンガーも飲んでいます。

昨日の夕食は、ビーフカレーか、ポークミートスパゲッティでしたので、さすがに食べられないと思い、キャンセルして売店でお弁当を買いました。しかし、中身は煮物などでも、裏の表示をみると、たくさんの化学調味料が……。仕方ないので食べてしまいましたが、そのあとにすごく後悔しました。神経質になりすぎてはいけないと思いますが、なかなか難しいものですね。

来週の授業はお休みいたしますが、その次には明るく先生のところまで行けるよう、早く元気になりたいと思います」

★私の答え

この方への私のお返事メールです。

「入院は大変ですね。私も昔、よく入院しましたから、わかります。でも、このあとの希望がありますから、楽しんで（？）養生してください。

食事は、なるべくおかずを食べないで、ご飯（病院の白米）と玄米ギャバでいいのですよ。たとえば、ビーフカレーをとって、ご飯だけ食べる、とか。栄養を摂らなければ、としっかり食べるのではなく、断食に近い方が治りが早いです。

ご飯（病院の白米）と野菜だけを、100回噛んでいればいいですよ。では、ご退院をお待ちしています。

食べ方、心を（信じて）穏やかに保つことは、年数をかけて勉強していってください。ともに歩みましょうね」

入院中の食事はどうすれば、というのは皆さん気になることだと思いますが、お返事メールにも書いたように、軽い病気の場合は、なるべくおかずを食べないようにして、白米であってもご飯をしっかり100回噛んで食べ、玄米ギャバをとれば大丈夫です。甘いデザートは食べないでください。あまり神経質になりすぎないように、感謝の気持ちで食事を楽しんでください。

ただし、ガンなど命がかかっているような病気の場合は、病院食は食べないで、レトルトの玄米などを持ち込んで、しっかり玄米菜食を守ってください。

病人のお見舞い

受講生からのご相談です。

「私は、ガンの手術後、恭子式マクロビオティックに出合い、とても元気になってきました。その元気になった私の姿を見て、「末期ガンを宣告されてしまって日に日に衰えていく母に会ってほしい。同病のあなたなら気持ちをわかってもらえると思うので。元気なあなたの姿を見て、母も元気になるかもしれないから」と、親友から頼まれました。

でも、すごく悩んでいます。親友には、お世話になったのでご恩返しがしたい、とは思います。けれど、元気な自分の姿を見て、お母様が逆に落ち込むかもしれないし、何か私がいって傷つけるかもしれないし……。

本音は、私もまだ昨年の秋に手術したばかりで、完全に元気になったというより、マクロビオティックを実行して元気になりつつある途中なので、自信がないのです。病気のお母様に会って落ち込んで、自分自身の具合が悪くなるかもしれない。自分を守る気持ちが出て、優しくない自分が許せないし……」と悩んでいらっしゃいました。

★私の答え

自分を守るのは当然のこと。自分の気持ちの持ち方というのは、健康を左右する大切な要素です。

すべての物事の善：悪の比率は6：4、あるいは、7：3でいいのです。親友のためにしてあげなくてはいけないけど、自分のからだを守りたい。あなたも2人の小さなお子さんのお母さんなので、お子さんのためにも自分を守るのは当然のこと、決して罪悪ではありません。私たちは、神ではありません。人間なのですから、100％ということはないのです。

また、自分のいった言葉で相手が傷つくことがあっても、真心でいった言葉は、わかってもらえるし、心は必ず通じます。これも、10点満点の慰めにならなくっても、6点か7点通じれば善しとすること。「6：4」でいいのです。そして、自分も守り、親友へのご恩返しもできるよう、具体的に考えましょう。

まず、病人のお見舞いに行くときは、自分を陽性にしていくこと。病気は陰性の気を持っていることが多いので、梅生番茶を作ってポットに入れ、病院の入り口で飲むこと。よい塩を乾煎りして身につけていくこと。そのうえで、やってあげられることは精いっぱいして差し上げること。病院から帰って、2〜3日ぐったりして疲れても、それは潔く引き受けること。そして、玄米をよく噛んで、けんちん汁を飲んで、しぐれ味噌か、ひじき蓮根か、きんぴらといった基本食をなるべく摂ること。からだを陽性にしておくと、心にも陰性が入ってきません。

その受講生から、後日お礼メールが届きました。

「おかげさまで胸のつかえがとれ、楽になりました。お見舞いは、急遽事情が変わりました。その方が一時退院をなさって自宅に帰られましたので、まだお見舞いには行けていないのですが、次回うかがうときには気を引き締めて、私でよかったらと、ありがたくお見舞いに行ってまいります」

迷ったら、「前に出ること」を決めると、意外に物事が天に守られる方向に動くのです。

「できることは精いっぱい、できないことはごめんなさい」

そして、よいことは伝えること。私の『岡田恭子のハッピーマクロビオティック教室』をお見舞いに差し上げて、食事を変えれば必ず良くなると励ましてあげてください。

痩せすぎ？

玄米菜食を始めると、どんどん痩せます。悪い細胞を一度壊し、新しいよい細胞に作り変える間、痩せます。悪い土台建築の家は、一度壊して新しい土台にしたほうが、健康の近道なのです。私も、46kgから39kgになりました。私の兄も面変わりするくらい痩せました。

そして、ある一定の体重でストップして、それからは適正体重になるというのが普通のパターンです。痩せる＝病気、という常識（？）からみんな心配しますが、一度は悪い細胞を壊してほしいのです。見かけは痩せて、むしろ病気が重くなったようにみえても、本人は内から元気が沸いてくるのです。これが目安です。

でも、何でも、例外がごく少数あります。

今日、A子さんより、電話相談がありました。

彼女は、ガンが再発して、マクロビオティックをうちの教室で始めた方です。はじめは気力体力ともになく、1日の家事をこなすとどっと疲れていたのが、マクロビオティックを始めたらどんどん元気になり、少ない睡眠時間でも1日働けるようになり、気持ちもすっかり元気になったのでした。体重もずいぶん減りました。ところが今、ひどい好転反応が出てきて、全身に痛みが走り、七転八倒しています。生姜（しょうが）湿布などをして乗り切るように頑張っています。

Q：「あまり暑いので、トマトを食べてしまいましたー」

A：「これだけ暑いので、生のトマト、きゅうりは食べていいですよ」

Q：「糠漬けの茄子が好きでぼりぼり食べています」

A：「糠漬けはいいですが、茄子の漬物は陰性が強いので今年は食べてはいけません」

Q：「果物の梨、ぶどうを少しは食べていいですか」
A：「いけません。一番陰性なので」
Q：「お昼は冷麦（国産）とか、大根、人参、厚揚げを炊いたのを食べています。でも、夜は食欲がなくて、玄米は食べたくないし、夜7時すぎたら、食べないようにしているので、さらにどんどん痩せてきてしまいました。ガイコツのようです」
A：「極限以上に痩せるのは、病気を治す力もなくなるのでいけません。もう十分に痩せたので食べてください。時間をかけてもいいので食べるようにしないと、食べないことに慣れてしまいます。これだけ暑いので、陽性の玄米は入らないでしょう。ご主人が召し上がっている五分搗き米をお粥にして冷たくする（室温）と食べられると思います。

味噌汁も昆布だしに陰性の麦味噌を薄めに溶いて、みょうがとかネギを少々散らし、他には具なしの味噌汁も冷たく（室温）すると食べられると思います」

そして、今の好転反応を乗り切れば、来年、再来年は、そんなことがあったね、と思うくらい元気になるでしょう。

好転反応での悩み　その①

私の教室はもともと、私のお友達を家にお迎えするという姿勢で開いておりますので、わが家のキッチンに入る少人数とさせていただいております。ですから、いっぱいの受講生数になっている場合は、病気の方には申し訳ないのですが、空き待ちをしていただいておりました（今は空き待ちはありません）。

その空き待ちの方の1人からこんなメールが届きました。

「マクロビオティックは、夫の体質改善を目的にしておりますが、今、気にかけていることは、好転反応と何を食べさせたらよいのかということです。

皮膚疾患ですが、薬を控えていることもあり、また食生活を変えているからか、リバウンド症状のようです。自然治癒力が働いているからなのだと頭では理解して信じていても、時々弱い自分が出てきてしまいます。これではいけないと戒めるのですが。

①まだ陰性と陽性どちらに傾いているのかわからず、これでいいのか？　と思いながらやっております。

②ひじき蓮根、きんぴら牛蒡、蓮根のハンバーグ、根菜の煮物、青菜のごまよごし、切干大根と油あげの煮物、高野豆腐の煮物、うの花煮などをよく作ります。

③小豆かぼちゃは私は好きですが、主人はいま一つ箸が進みません。

④ただ、本人の意識も少しずつですが変わりつつあり、運動もこれまでは水泳でしたが、もっと汗をかくようにジョギングにしたり、今度テニスを一緒に始める予定です。

長くなりましたが、今思うことをメールさせていただきました」

★私の答え

とても、ご不安だと思います。私が教室を開いた理由の一つは、1人では、好転反応が出たとき、続けていていいのだろうかという疑問が出てきたり、いろいろ心細い思いをしたりした自分の過去の経験から、同じ思いの方たちの支えになれれば、という思いもあったのです。

でも、このためには、少ない人数で、確実に1人1人のお顔と症状を私が把握していることが必要になります。私は毎朝、現受講生の方のフルネームを口に出しながら、エネルギーをお送りしています。

この方とは、まだお目にかかったことがないのですが、今、私でできることをお伝えしてみました。

この方は、自分のためではなくご主人のためにやっている、という姿勢が見えます。これはちょっと違います。私の本（『岡田恭子のハッピーマクロビオティック教室』）に書いてある「自分だけ仕合わせになりなさい」の意味をもう一度よく考えてみてください。自分が楽しくないものは、人に押しつけてはいけないのです。さらにいうなら、自分が楽しいものでも人に押しつけてはいけないのです。

だからまず、自分だけマクロビオティックの食事にして、自分のからだだけ健康に、仕合わせにするのです。もし、ご主人のご病気のために始めたにしても、そのご主人の病気のおかげで、マクロビオティックに出合って（さらにいえば、恭子式マクロに出合って）

自分が健康になり、ありがとうという感謝が出てこないといけないのです。

まだ、マクロをやりはじめたところでは、強い揺るぎない信念を持てないのが当たり前です。だから、自分だけマクロ食をして元気になってくれれば、その姿を見て、自分もあの人のように健康になれるかな、とまわりが自然に思うようになるのです。

あまり強い信念は、押しつけられても嫌なものです。相手にも自由を！（笑）あの人のように元気になりたいな、というのが一番説得力があります。

悩んでください。そのほうが自然です。本当は、そのとき、教室の受講生であれば、一つ一つ、支えてあげられるのですが。

私の考えは、西洋医学の薬でも完全にやめてしまうのではなく、少しずつ量を減らしていってもいいですし、時々また使ってみたりしながら、年数をかけて、自分のからだの自然治癒力を食事で増していくのです。ほとんどの方が、年数ではなく、日数で元気にならないと満足しないのです、なんと傲慢なことでしょう。

①陰陽など、ちょっこらちょいではわかりません。大らかにとらえてください。また、恭子式マクロでは、陰陽にとらわれすぎてもいけない、とお伝えしています。

②私の本で紹介したレシピを、よく実行してくれていますね。

③体質も違いますからね。自分が必要なものが、ご主人のからだに必要かどうかは別ですよ。

④素晴らしい！　では、ありませんか、私の本を読んだだけで、こんなに良く変わってき

たのなら、100点です！　あなたの努力のおかげですよ。ご自分で褒められないのなら、私が褒めてあげます。エライ！　少しの良い変化に感謝しましょう。

秋の基礎科コースまでにはお目にかかれると思いますので、それまで、この「知恵」で悩みつつ、自分を褒めてください。秋には、大らかに元気になっていますよ！

好転反応での悩み　その②

今、玄米菜食をやりだしてから3か月になろうとしている方が、「だるい、だるい、だるい……」と、しつこい陰性反応に落ち込んでいます。実はこの陰性反応は、女性に多いのです。教室の受講生のほとんどに出ます。

3週間ほど続く方、3日くらいで終わる方、ガンで手術した方の中には、1年続いた方もあり、それは珍しいことではありません。実は、私も1年ほどだるかったのです。

眠いのが同時に出る方、眠いという症状は伴わないで、だるいだけの方など、似た症状はありますが、それぞれ、少しずつ違います。でも、必ずよい変化も出ているのです。

たとえば、大きい便り。1日に2～3本出るというのは、体内で大改革が行われているという証拠です。

その効果は、すぐには出ない人、すぐに出る人などさまざまですが、大きい便りが、つまりバナナのような大便が出るということは、とてもありがたい証拠なのです。ガンの方は、便秘がちだった人が多いです。

また、目覚めがよくなるなど、少しずつ、必ずいい体質改善の変化があるのです。でも、「完璧な健康」を求めている人にとって、こんな少しの変化では感謝できないのです。氷山の一角、といいますが、私たちの目には、10分の1しか見えません。その「1」が見えるようになるためには、海面下の10分の9があるのです。目に見えた効果が出るには、海面下の10分の9が必要ということです。

長年かかってなった病気は、注射1本では根本解決しません。コツコツと、玄米菜食を毎日毎日、地道に続けてゆけば、必ず、海面上に良き変化があらわれる日がやってくるのです。「種」を蒔いたら、土をかぶせて、毎日、水をやり続けなければいけません。水をやりすぎてもいけません。「種」を蒔いて焦る人、時期を待てない人というのは、毎日、種を蒔いた地面をほじくり返して、まだ芽が出ない、まだ芽が出ない、とやるのです。

恭子式マクロを実行すれば、必ず、元気になる日が来ます。

サクラは春咲きます。菊は秋にしか咲きません。種を蒔いたら、毎日、地道に水を適宜やり、芽が出る日を待ちましょう。必ず、元気になります。

教室の上級科の先輩受講生方は元気で、どこが病気？　といった明るい人ばかりですが、皆、教室に入りたての頃は、あれが治らない、この症状がとれない、と、くら〜く、自分の健康に自信のなかった人ばかりです。でも、皆さん、自分の花が咲き、元気になったのです。

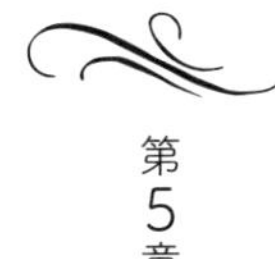

第5章

食籤のレシピ

ここにご紹介する食箋（しょくせん）（食事の処方箋）のレシピは、覚えておくと、即、役に立つものを選びました。

簡単で、即、役に立ち、とても薬効のある手当法、最低限覚えておくとよい、ものです。薬箱のように、一家に1冊置いて、役に立てていただきたい、との思いでご紹介します。

★印は私のコメントです。

黒豆入り玄米ご飯

＊1カップは200cc

材料（茶碗6杯分）

玄米　2と2／3カップ
黒豆　1／3カップ
自然塩　小さじ1／2

作り方

①玄米と黒豆をボウルに入れ、水を加え、両手で優しくすりあわせて拝むように洗う拝み洗いをする。水を捨てたら、もう2〜3度繰り返す。
②①をザルにあげて水切りする。
③圧力鍋に②を入れ、水780ccを加えて、最後に塩を入れる。
④圧力鍋にセットしたら、弱火に30分かける。
⑤強火にして沸騰させ、重りが揺れてきたら（沸騰のサイン）、弱火にして20分間炊く。
⑥火を止めて、そのままの状態で10分間蒸らす。
⑦重りを取り、蒸気を出してから蓋を開けて、しゃもじで上下をさっくり混ぜる（天地返し）。

★④と⑦が、玄米を陽性にもっちりと炊くポイント！　玄米を水につけず、いきなり炊いても大丈夫ですが、12時間以上水につけて発芽状態に近づけてから炊いた方が消化

吸収はよく、生活習慣病を改善するギャバも増えます。黒豆は水につける必要はありません。

けんちん汁

材料（お椀6杯分）

大根　80g
人参　40g
牛蒡　40g
山芋（または里芋）　100g
干し椎茸（戻しておく）　2枚
こんにゃく　1／2枚
ネギ　1／2本
豆腐　1／2丁
だし汁　1200cc
ゴマ油　大さじ1
豆味噌（または4年味噌）　大さじ3
麦味噌　大さじ3

作り方

①大根、人参は洗って皮をむかずに5㎜の厚さのいちょう切りにする。山芋はひげ根を焼き切ったら、皮ごと7㎜の厚さの半月切りに。牛蒡は洗ってささがきにする。干し椎茸は石づきを取り、いちょう切りにする。
②こんにゃくは塩（分量外）をたっぷりつけてもみ、さっと洗って、短冊切りにしてゆでておく。
③鍋を熱し、ゴマ油を入れ、牛蒡、干し椎茸、大根の順に炒めたところで、こんにゃくと人参を加える。最後に山芋と豆腐を適当に手でくずしながら入れて炒める。
④だし汁を入れて、やわらかくなるまで煮込む（山芋に竹串がスッと通る程度）。
⑤すり鉢に味噌と④のだし汁100ccほど入れて擂る。
⑥⑤を④に入れ、薄切りにしたネギを入れて

完成。好みで醤油を数滴たらしてもよい。

★どこにでもあるけんちん汁ですが、受講生さんのご主人が、食事は今までどおりで、けんちん汁だけを毎日、足して食べたところ、大きい便りがすごく出た、とのことです。デトックス力がすごいようです。黒豆入り玄米ご飯とけんちん汁だけを1日2回、2～3週間続けるだけで、すごく体質改善になると、皆さん驚きます。ぜひお試しください。

★基本だしの作り方

「だし」とは、水1カップに対して3㎝角の昆布と干し椎茸1／2枚を30分以上つけておいたもの。常に作り置きをして冷蔵庫に入れておくと便利です。

2回目からは、使用した昆布に、水と昆布を新しく加えて、弱火で80度で20分ほど煮出してから火を止めて昆布を引き上げたものを使います。昆布がたまってきたら佃煮にしましょう。3回目からは、使用した昆布に水を加えて、ぐらぐら沸騰させて煮出します。

玄米クリーム（おも湯）

材料（8人分）

玄米1カップ

水　8カップ

自然塩　大さじ1／2

作り方

①玄米を拝み洗いしてザルにあげ、水切りしておく。

②圧力鍋で①を弱火～中火でキツネ色になるまで炒る（15分以上）。玄米は炒ることで

アルファ化して消化がよくなるので、しっかり炒る。
③②に水と塩を入れて火にかけ、重りが回りだしてから弱火に落とし、30分間炊き、火を止めてそのまま15分以上おく。
④③をミキサーにかけて、ポタージュくらいのとろみにする。
＊玄米は、圧力鍋でなくても炊けます。③で鍋に入れ、1〜2時間煮ます。

★この玄米クリームは、栄養価が高く、デトックス効果の高いメニューです。風邪や腹痛、そしてガンのような重病の方でもおいしく食べられます。とにかく、病気になったら「玄米クリームと梅干」と覚えておいてください。
重病の人には、茶巾でしぼるか、裏ごしした玄米クリームをおすすめします。裏ごしして出たカスは、かき揚げなどにしていただきましょう。

ゴマ塩

材料

黒ゴマ　大さじ8（大盛り）
自然塩　大さじ2（すりきり）

作り方

①強火で鍋を熱したら、弱火にして塩を入れ、水分が飛んでサラサラになり、色が黄色っぽくなるまで炒る（約15分）。
②①をすり鉢に入れて、パウダー状になるまで細かく摺る。
③①の鍋に黒ゴマを入れて、鍋を横にふりながら炒る。
④粒がふっくらし、香りが立ってきたら、②のすり鉢に加えて、油を出さないように、

30分間軽めに摺り続ける。

*このレシピは、私が「日本CI協会」で習ったとおりに載せています（レシピ協力：日本CI協会）。以下Ⓐと省略。

★「食べる薬」といってもいいほど、体質改善に効果があります。ぜひ、週に一度、ゴマをていねいに摺ってください。ゴマと塩の割合は、ゴマ8：塩2が平均的ですが、陽性体質にしたい方は7：3、陰性体質にしたい方は10：1にしてもいいでしょう。

ひじき蓮根

材料

乾燥ひじき　50g
蓮根　150g
ゴマ油　大さじ1
醤油　大さじ3

作り方

①ひじきは洗ったら水を切り、他のボウルに移し入れ、洗ったときの水分のみで戻す（約15分）。ひじきが乾いたら、水大さじ1～3程度をふりかける（たっぷりの水で戻さないことによって、旨みも栄養分も逃げない）。

②①を3cmの長さに切り、蓮根は皮付きのまま、向こう側が透けて見えるくらいの薄さのいちょう切りにする。

③鍋を熱し、ゴマ油で蓮根を炒め、次にひじきを加えて炒める。

④③に水をひたひたに入れて一度沸騰させたら、中火にしてやわらかくなるまで煮る（約15分）。途中、上下を返していく。このとき、木べらでざっくり返すのではなく、

菜箸でていねいに返していくこと。
⑤醤油を加えて、汁気がなくなるまで煮る。
*Ⓐ

★ひじき蓮根は、体質改善に必須の食の処方箋の一つです。私は、このひじき蓮根、きんぴら牛蒡、しぐれ味噌は、体質改善の三種の神器と教えています。集中的にデトックスをしたい半断食にも欠かせません。

きんぴら牛蒡

材料

牛蒡　50g
蓮根　30g
人参　20g
ゴマ油　大さじ1／2
水　大さじ5
醤油　大さじ1

作り方

①牛蒡はタワシで軽く洗い、5～6㎝の長さの斜め薄切りにしてから、針のように細かく切る。人参も同様に切る。
②蓮根は向こうが透けて見えるくらいの薄さのいちょう切りにする。
③鍋を熱してゴマ油を入れ、まず、牛蒡を15分ほど炒める。ここで、牛蒡の陰性の臭みがとれるところまで炒めることが大切。
④③に、蓮根、人参と陰性の強い順番に加えて、少々炒める。
⑤水大さじ5を入れて、時々菜箸でそっと上下を返しながら、やわらかくなるまで煮る。決して木べらでかき回さないこと。水気が足りないようなら、ほんの少し足してもよい。
⑥醤油で調味し、汁気がなくなるまで煮る。

＊Ⓐ

★これは、マクロビオティックの食箋の三種の神器の一つ。必ず、レシピに忠実に作ってください。半断食にも使えます。牛蒡、人参、蓮根は皮をむきません。また、アク抜きはしないこと。
このレシピは、牛蒡、蓮根、人参を5：3：2の割合で作っていますが、これは陰性体質の人向き。胸部疾患や風邪を引いた人は、蓮根を多くするといいでしょう。

私は、牛蒡、蓮根、人参は、野菜の三種の神器といっています。牛蒡は、すりおろして熱湯を注いだものは盲腸にいいともいわれるほどデトックス効果抜群です。

しぐれ味噌

材料

豆味噌　300g
玉ネギ　200g
蓮根　70g
人参　50g
生姜　10g
牛蒡　60g
ニンニク　10g
ゴマ油　大さじ2
水　1カップ
ゆず皮（あれば）5g

作り方

①野菜はみじん切りにし、豆味噌は水で溶く。
②鍋を熱し、ゴマ油で、ニンニク、玉ネギの順に炒める。
③②に牛蒡、蓮根、人参の順に加えて炒めたら、①の味噌を入れて弱火でよく練る。
④しばらく煮たら、みじん切りにした生姜と

ゆずの皮を加えて蓋をし、とろ火で煮詰める。時々、木べらで混ぜながら、30〜40分ほど、焦がさないように煮る。

★あまり細かいことにこだわりすぎないようにしましょう、と教えていますが、このしぐれ味噌は、マクロビオティックの三種の神器の一つ。大切な食の処方箋なので、レシピに忠実に作ってください。野菜もできるだけていねいに、砂のように細かくみじん切りにすること。細かいほど陽性になります。マクロビオティックで病気や体質を改善したいと考えている方には必須のメニューです。

小豆かぼちゃ

材料（5人分）

小豆　1カップ（165g）
水　600〜800cc　＊1カップは200cc
かぼちゃ　150g
昆布　10cm
自然塩　小さじ1

作り方

①小豆は洗って、2cmの角切り昆布とともに水に入れて火にかける。煮立ってきたら弱火にして、じっくり煮る。

②小豆に絶えず水が1cmくらいかぶっているように、時々水を足しながら煮る（約40分）。

③小豆が指でつまんでつぶれるくらいにやわらかくなったら塩を入れ、静かに混ぜる。

④かぼちゃは種とわたをとり、2〜3cm角に切り、皮を下にして③に入れ、かぼちゃがやわらかくなるまで煮る。

＊Ⓐ

★小豆かぼちゃは、絶対マスターしてほしい食箋の一つです。
小豆は腎臓に、かぼちゃは糖尿病の改善に働きかける食材。便秘の特効薬にもなります。

砂糖をまったく使っていないのに、かぼちゃと小豆の甘味がしっかり引き出されているので、甘いものを食べたくなったとき、この小豆かぼちゃを食べると、その衝動がおさまります。もちろん、デトックス効果も絶大です。この小豆かぼちゃを食べて「甘い」と感じない人は、からだがかなり砂糖漬けになっている証拠ですよ。

糖尿病で悩む人には、この小豆かぼちゃに長ネギの根っこのみじん切りを少々加えたものを食べるように指導しています。

マクロビオティックの創始者、桜沢如一氏は、このレシピを100万円で売り出しました！ つまり、シンプルなレシピながら、それだけからだの改善に効果があるというシャレです。

桜沢式玄米小豆粥

材料（4人分）

玄米　1カップ
小豆　1／4カップ
自然塩　小さじ1
水　1400cc

作り方

①玄米は拝み洗いをしてザルにあげ、水切りをしておく。
②（土）鍋で玄米を炒り、きつね色になり、パチパチと玄米がはぜてきたら火を止める。
③②に小豆と塩と水を加えて、1～2時間ほど煮る。

＊圧力鍋で作る場合、②までは同じ手順。材料をセットした鍋を火にかけ、沸騰したら火を弱めて30分煮る。その後、火を止めて、10分蒸らしてから蓋を開ける。

★玄米を炒ってから煮るので大変消化がよく、胃のもたれや疲労回復の改善に効果があります。このお粥は別名「おめでとう」ともいわれていますが、命名者はマクロビオティックの創始者である桜沢如一氏。老人や子ども、病人にあまりにも力を与え、元気にするので、「おめでとう」と命名したのだとか。

梅生番茶

材料

梅干　1個
醤油　梅干の1／3
生姜のすりおろし　梅干の1割
三年番茶　180cc

作り方

①湯呑みの中で梅干の果肉をほぐして、細かくする（クッキングカッターで大量に細かく練っておいてもOK）。
②皮付きのままおろした生姜のすりおろし、またはしぼり汁を①とよく混ぜ合わせ、ここに醤油を入れ、さらに混ぜる。その都度作るのは面倒だという方は、生姜をすりおろして、1回分ずつ製氷皿の上に置いて冷凍しておくと便利です。
③水から10分以上煎じた熱々の三年番茶を②に注ぐ。

★お茶の中に梅干を入れるのではなく、梅干、生姜、醤油を入れてから、お茶を注いでく

ださい。薬効が違ってきます。とても簡単ですが、梅干しのクエン酸が胃痛、腹痛、冷え性の改善にかなりの効果を発揮します。生姜は血行をよくし、殺菌作用もあります。腸捻転や大腸カタル、胃潰瘍、貧血、めまい、低血圧、心臓が弱った症状が出たときにもおすすめです。胃潰瘍時は、梅生番茶を飲んで、その後、玄米スープ、玄米クリームにします。私は、朝食は摂らず、梅生番茶のみ。これを飲むと、シャキッとして目が覚めます。

梅生番茶の「生」は、生姜の生です。醤油の「醤」ではありません。梅醤番茶、としてある本も最近増えましたが、正しくは梅生番茶です。

　精神的に疲れたぁ〜、というときも効きます。その疲れ具合が、ちょっと軽い、というときは、「醤番（しょうばん）」を作ります。醤油を湯呑みに垂らし、そこに番茶を注ぎます。醤油の塩気が陽性なので、疲れた（陰性）症状に効きます。

　梅生番茶は、キュッと血管もしめて陽性にしますので、貧血、心臓病にもいいです。以前、授業中に貧血を起こした受講生に「梅生番茶」のインスタントを飲ませたら、即、元気になりました。結構、即効性があります。断食後の貧血にも効きます。

　陰性を発する相手、場所に行くときは、陰性の霊に出合わないために、飲んで自分の体を陽性にしてください。また、病院にお見舞い等で行くときには、ポットに入れて、入る前に1杯飲むといいでしょう。

　からだを、即、陽性にしてくれるので、夜中に何回もおしっこに行く人は、寝る前に、飲むといいです。確実に回数が減ります。

臨終の方を、ちょっと持たせて、家族に死に目に間に合わせてあげたいというときにも使います。照る照る坊主を作って、そのガーゼに梅生番茶を湿らせます。それを病人さんの顔を横にして（気管支に入らないように）口に浸すのです。

受講生からのメールです。

「今日はちょっと驚いたことがありましたのでお知らせします。私の母のことです。特別悪いところはみつかっていないのですが、9月頃から体調が悪く、10月後半は微熱と下痢が続いて困っていました。

そのときはただ風邪気味が続いているとしか聞いていなかったのですが、なぜか早く何とかしないと、という思いが強くなり、市販のものですが梅生番茶と玄米クリームのレトルトパックを送りました。

あとで聞くと、そのときは下痢がかなりひどく、食べてもすぐ出てしまうという感じで、下痢止めの薬を飲んでも駄目だったそうです。夜中にめまいを起こして階段から落ちたりもしたらしく……。

ところが、梅生番茶を飲んだとたん下痢がぴたりと止まったそうです。同居している叔母も同じ症状だったので梅生番茶を飲んでもらったところ、こちらもぴたりとおさまったそうです。効果に驚き、常備しておきたいので手に入るところを教えてほしいといわれたほどでした。

今まで先生の本も渡していたのですが実行はしていなかったようで、でもやはり自分のからだで体験すると違うのですね。それにしても梅生番茶の効力には驚くばかりです。私も最近風邪やウツ気味でしたが、すぐによくなってきて、医者に行かずに乗り切れそうです。

★そうなんです。「胃腸」の病気すべての特効薬が梅生番茶なのです。夏の暑いときは梅生番茶という陽性の飲み物は飲みたくありません。そんなときは少し陰性にします。室温に冷まし、梅干し、または、醤油の量を少なくすると飲めます。

蓮根湯

材料（1人分）

蓮根汁　30cc

水　90cc

生姜の絞り汁　数滴

醤油　小さじ1／2

作り方

①蓮根は皮付きのまますりおろして、汁をしぼる。

②①の汁と水を鍋で沸かしたら、生姜汁と醤油を落として熱いうちに飲む。

＊蓮根の中でも、「節」には、さらに薬効があります。節を大事にしてください。

効能：風邪の咳、喘息、肺結核などの呼吸器系の疾患。風邪の引き始めの咳に、すぐ飲むとよい（食事は、腹六分目にすること）。おいしいので、お子さんでも嫌がらずに飲めます。

★百日咳の場合

①蓮根の節を刻んで煮出したもの＋うすい玄米スープ。

②炒り玄米ひとつかみ＋金柑の葉5枚＋3合の水を2合に煮詰める。

りんごの葛ねり

食箋の基本のものです。お腹をこわしたとき、高熱を出したとき、半断食にも使えます。

材料（4人分）

本葛粉　1／2カップ

水　4カップ

たれ

梅酢　大さじ1

醤油　大さじ1／2

りんごのすりおろし　50cc

＊この葛ねりをおやつに使うときは次の材料で。

材料（1人分）

本葛粉　山盛り大さじ3

水　1カップ

たれ

梅酢　小さじ1

醤油　小さじ1弱

りんごのすりおろし　1／4〜1／2個

作り方

①鍋に葛粉、水を入れてよく溶く。

②①を火にかけ、よく練る。

③りんごをすりおろし、梅酢、醤油とあわせる。

④②を器に入れ、③をのせる。

＊暑い日には、水でぬらした缶に②を入れ、冷やし固めてスライスしたものに、たれをかけていただく。

★いずれも、陰性の果物であるりんご（からだを冷やす作用がある）の食べ物を陽性化

して食べるのがコツです。梅酢に醤油を少し加えることで陽性化します。塩分の陽性を使うのがコツです。

断食について

昔の断食、断食道場の典型は、水のみを飲んで、何も食べないというものでした。しかし、現代のように、添加物あり、（身土不二の考えと違って）外国からの食べ物あり、飽食、といった食環境の中では、水のみの断食では、排毒（デトックス）の力を現代人のからだが持っていない、という状況になっています。

そのため、半断食のほうがデトックスの効果がある、ということで、半断食をお勧めしています。

半断食とは、けんちん汁＋恭子式マクロの3種の神器（ひじき蓮根、きんぴら牛蒡、しぐれ味噌）のうちの一つ＋玄米ご飯をよく噛んで食べる、というものです。湯茶は、湯呑み1杯を食事のときに飲むだけですが、強力なデトックス力があり、玄米菜食を半年続けたくらいの効果があります。

恭子式半断食のメニューです。

・玄米ご飯（茶碗1杯）
・けんちん汁（＊作り方は197頁参照）
・三種の神器　ひじき蓮根（200頁）、きんぴら牛蒡（201頁）、しぐれ味噌（202頁）のいずれかを大さじ1

この食事を1日に2食、3週間続けてください。ひと口100回噛むことがとても大切。

なぜ、1日2食なのかといいますと、3食は食べすぎだからです。癌という字は、日に3度、食べ物を山のように食べたところにヤマイダレがついてできた漢字だということを思い出してください。日本人のほとんどが3食になったのは、明治時代になってからです。それまでは2食でした。だからこそ「朝飯前」という言葉があるのです。2食の場合、昼食は11時頃、夕食は6時頃がいいでしょう。

100回噛むこと以外は、臨機応変に対応してください。3週間できなくても、1週間でも、3日でも構いません。食事時間も一つの目安です。それでも、やれば確実に効果は出ますから、ぜひ実践してください。ただし、3週間以上は絶対にしないこと。それ以上続けると、無気力になります。

でも、もし本断食をしたいとお思いでしたら、いきなり何も食べない断食に入るのではなく、まず、徐々に食事を減らしていきます。このとき、先に書いた半断食から始めていってもいいでしょう。それから本断食に入ります。

水分は摂ります。本葛湯にゴマ塩か、天然酵母飲料か、どちらかの味をつけます。どちらがいいかは、自分のからだに聞きます。りんごのすりおろしと梅酢で、味をつけてもいいです。薄めの梅生番茶でもいいのですが、多分飲みたくないと思います。

食欲と一番闘うのは、1日目です。そして、反応としては、息がくさい、尿が濃くなって、だんだん血液の匂いになってくる、頭が痛い、舌苔（ぜったい）、つまり、舌にこけが生えてくる（その色も、黄色から黒くなってきます。要注意はみどり色です）、ふらふらする、貧血が起きる（これに対しては、梅生番茶が効きます）、唇がむける、持病の反応がでる、など。このとき、反応を早く追い出してしまうには、「動」です。ふらふらで動けないと思うでしょうが、断食3日目くらいに、小さな山登りをさせるところがあります。皆、動けないと思っていますが、皆で歩かされると、意外に歩けてしまうのにびっくりします。

また、「動」の一つとして、下半身浴もあります。

やり方は、へそ下まで42度ほどの湯にして、45度から46度くらいの温度に上げていきます。上半身は、洗濯する服をいっぱい着込みます(汗を出すので)。一番上は、雨合羽のようなビニールを着ます。入る前は、梅生番茶を飲みます。

断食をすると、人によっては宿便がでます。そして、大事なのは復食です。だいたい、事故がおきるのは復食時だからです。

そろそろ復食しようと思ったら(食欲はすでにありません)、葛湯を濃くしていきます。そして、糸蕎麦(小麦粉と蕎麦粉半々の蕎麦)、玄米クリーム、味噌汁のうわずみ、などで復食を始めます。本断食の日数に合わせて、2~3日かけて戻していきます。

このとき、いきなり固形物を食べないようにしてください。事故になります。せっかく、きれいな赤ちゃんのような胃腸になっているのですから。

まあ、ここまでしなくても、1日、葛湯のみ、の断食でも、現代人にとっては延命になります。

私は、ミネラル剤を摂りながらします。そうすると、ふらふらもしないし、つらい反応がないです。断食をすると、からだがとてもやわらかくなり、日頃できない柔軟体操というか、手が床につかなかったのがついたりします。からだが固いのは食べ物によって、乳酸が毛細血管にたまるから、ともいわれています。

自然療法

身近な材料ですぐできる、薬を使わない自然療法です。

一度でいいのでやってみてください。その威力に驚きますよ！

生姜湿布

①400gの生姜を皮付きのまますりおろして、布で作った袋に入れる。

②水3ℓを沸騰させたら90度から80度に冷まして、①をこの中につけてふり出す。

③沸騰させないように注意して、鍋は弱火にかけておく。

④厚手のタオル3枚を用意し、やけどをしないようにゴム手袋をはめて、タオル2枚を③につけてしぼる。

⑤乾いたタオル↓よくしぼったタオル↓ゆるくしぼったタオルの順に重ね、それを患部に当てておく。途中、何度か③の鍋につけ直す。人にしてあげるときは、やけどをさせないように、自分で試してからすること。

＊自分ひとりでするときは、厚手のタオル1枚でお腹、肝臓、腎臓の上を30分位、何度も当てるとよい。

効能：神経痛、リウマチ、胃痛、腹痛、肩こり、頭痛、歯痛、冷え、水虫、ガン、骨折、捻挫、打ち身、むちうち、宿便取りの助け。出血以外のすべての痛みに効きます。

里芋パスター

①里芋の皮をむいてすりおろす。

②同量の小麦粉と、その1割の生姜のすりおろしを練る。

③これを生姜湿布をしたあとの患部に貼る（木綿の布か、和紙に1cm厚さに塗る。か

ぶれやすい人は、先にゴマ油を患部に塗ってから湿布する）。

④4時間で取り替え、肌についたものは温かいタオルでふき取る。

＊生姜湿布と里芋パスターは、セットで覚えてください。生姜湿布でからだの毒を集め、それをアルカリの里芋パスターで吸い取るのです。でも面倒だったら生姜湿布だけでもいいです。

効能：リウマチ、内臓疾病、肩こり、骨折、捻挫、痛風、痔、肺炎、虫刺され、ニキビ、しみ、喉の痛み。

★インスタントの里芋粉に果実酵母飲料を適宜混ぜ、味噌くらいのかたさに練って、それを患部に塗るインスタントの里芋パスターも、覚えておくと便利です。

効能：やけど、切り傷、ひょうそ、などに実によく効き、しかも痛みがなく、しみません。

こんにゃく温罨法（おんあんほう）

①こんにゃくを沸騰した湯に入れて、10～15分煮る。

②タオルで包み、腹部や肝臓、腎臓の上にのせる。

＊枇杷葉の上においてもよい。この場合、枇杷葉の裏のケバケバはたわしで洗ってとり、拭いてから表側をからだにつけ、こんにゃくをタオルで包んでのせる。

効能：疲労回復、便秘、利尿効果（膀胱炎）、腹痛、風邪。

★生姜湿布よりも手軽にできます。こんにゃく1枚は、いつも冷蔵庫に入れておきましょう。

風邪の引き始め、お腹をこわしたとき、嫌な人に会っちゃったとき、気の張ることがあって疲れたとき……などなどに、効きます。おへその上くらいにのせるとよいです。

夏目漱石が、胃潰瘍で苦しんだ話はご存じですね。個人病院に入院していたときの手当てが、こんにゃく温罨法と絶食だったのです。マクロですね〜。食い意地の張った漱石は、手当てにのせたこんにゃくを、お腹が空いたので、食べたとか食べないとか。

豆腐パスター

①豆腐は1時間ほど重石をして水切りをし、同量の小麦粉をつなぎに入れる。

②①を和紙、または布の上に1〜1・5㎝の厚さにのばし、包んで頭に直接のせる。

③熱が下がり始めたら、中身を取りかえて、もう一度同じことを繰り返す。

効能：38度以上の熱の解熱。

生姜湿布の威力

受講生のメールから。

「先週は教室でお世話になりました。食生活が乱れていたので、少しドキドキしていましたが、さすが先生、お見通しでした。おそれいりました！」

★受講生のお顔を望診すると、だいたい、2週間の食生活がわかるのです……。

「土曜の夜におなかが痛くなってしまいました。外食と今までのツケかなと思うのですが。梅生番茶を飲んでもおさまらなくて、夜間救急かと思いましたが、生姜湿布を思い出して実行してみました。

具合が悪いので生姜は夫におろしてもらい、何とか手当てすることができました。30分以上続けるとほとんど痛みがなくなり、翌朝にはすっかり元気になりました。その効果にびっくりです。

教室で教えていただかなかったら思い出すこともなく、また、習ってから1週間のうちに実行してという教えどおり、すぐに実行していたことが役に立ちました。元気なときに試しておくということは大切ですね。

具合の悪いときに初めて試みるのは、手順も準備も大変だと思います。とてもいい経験となりました。教えていただいてありがとうございました」

★生姜湿布でも、他の食べ物による手当法でも、習ったら、「元気なうちに、習って1週間以内に実行しておいてください」といつもいいます。

病気になってから、エーッと、本の何頁だっけ、と探してやってみるのは、億劫（おっくう）なもの。具合が悪いのですからやる気になりません。これが、ある意味で、本だけではなく、実際に教室に通っている方の特権です。通信教育は、私のような意志の弱いナマケモノには向きません。その場に通っているからこそ、実行できるということがいっぱいあります。

受講生の中には、余命宣告を受けた方もいらっしゃいます。その方たちも、「まず、本だけ読んで実際にやってみて、よかったら教室に通ったら」とご家族からいわれることがあります。それでは間に合わないのです。緊急の場合の対処法は、経験を積んでいないとわかりません。本だけでは、この症状で大丈夫なのか駄目なのか、わかりませんせん。元気づけてももらえません。

………

玄米クリームの威力

入院中のガン患者の方に玄米クリームを勧めました。入院中で作ることができないので、市販のレトルトの玄米クリームを買い、その方は、毎日、数口食べました。すると、大量の大きい便りが、少し軟らかめですが、あるそうです。今までよりむしろ、食べる量は減っているのに、出る量は多くなっているそうです。デトックスの力です。奇跡が起こるかも……。

ある受講生は、難病のお父様（50代）のために、マクロビオティックの食事を始めました。最初は、玄米とけんちん汁だけを2週間ほど続けました。それから、半断食（210頁）を2週間ほどしました。お父様はその頃、自力でおしっこが出なくて、導尿をしていました。おしっこが出ないので、たくさんの水分を摂るようにといわれていて、たくさん食べ、たくさん飲み物を飲んでいましたが、おしっこの出が悪いのです。

ところが、こうした食事を始め、今までより水分摂取の量がぐっと減ったにもかかわらず、大量のおしっこが出始めたのです。玄米のデトックスの力です。排毒（デトックス）がうまくいけば、病毒が消えていきます。食べる量、飲む量が減っているのに、出るもの（大小便）が増える、という不思議な現象が起きます。このお父様は、寝たきりだったのが、車椅子で外出もできるようになりました。

先の入院中の方は、その後、玄米をよく噛んで食べる、ということを始めました。すると、高熱が出る現象も起こりました。デトックスのときには、さまざまな反応が出ます。

玄米を食べなければ、高熱が出ないのです。好転反応かもしれません。重度の病気の方は、排毒現象は、かなり強く出ます。

この方の場合は、あまり高熱が続くと体力も消耗しますので、時々、玄米をやめてデトックスをストップさせ、しばらくしたらまた玄米を食べ始める、そして、また、玄米をやめる、と様子を見ながら、食事を考えていきます。この辺は、子どものアトピーの場合の、白米菜食から始めて、ゆるやかにデトックスさせるという方法と共通します。

付録 望診法

望診とは、人間の顔やからだ、排泄物などを観察して、健康上の問題を診断することをいいます。自分の症状の原因を考え、食べ方を改善するための参考として役立ててください。

この知識はあくまでも、自分と人が仕合わせになるように使うことを心がけましょう。

基本の陰陽は、次がすべての陰陽の判断基準になります。

宇宙に向かうものは、陰性。遠心力。精子。↓膨張、拡散するもの。

地球の核に向かうものは、陽性。求心力。卵子。↓収縮するもの。

手相

女性の手相は左手で、男性の手相は右手で観ます。

生命線が長いほど長命といわれているのは、皆さんご存じですね。手首から親指を横に一本置いたところまでの長さで、70歳くらいの寿命とされています。切れているのは、その年齢で病気をすると考えられ、線上にしみ

（赤や黒の点）がなく、力強くて、彫りが深いのがよいとされています。

マクロビオティックを実践すると、この生命線が力強く、太くなります。自分の手相を観察して、楽しみにするとよいでしょう。マクロビオティックの創始者、桜沢如一氏は、よく「生命線は伸びたかい」とお弟子さんに訊ねていたそうです。運命も食で変わるということです。

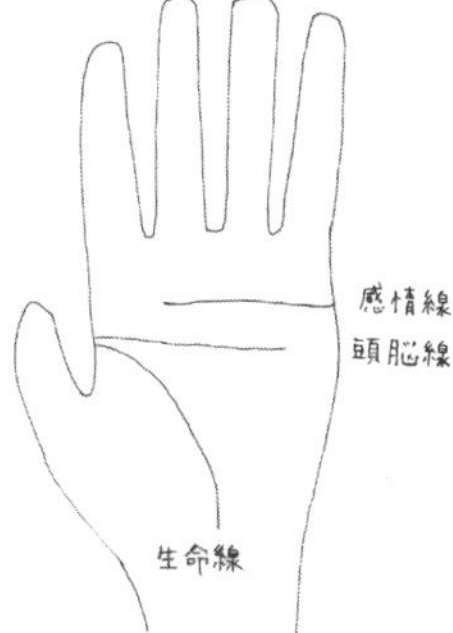

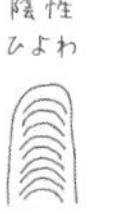

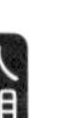

頭脳線と生命線の出発点がくっついているのは、小さい頃の食事が和風で円満だったことを示しています。離れていると、肉食過多の食事だったといわれています。

指紋

渦巻き状が陽性で、流れているのは陰性。渦巻きが多いほどからだが丈夫といわれています。

ちなみに私は、すべて流紋です。食事を変えれば、その弱い私の今の元気さまでには、皆さん、必ずなります。

人相

眉より上の額部分は、0～20歳をあらわし、額がきれいだと、神、先祖、友人の助けがあるとされています。また、この部分は、神経系にも相当します。

眉から鼻までの部分は、20歳〜40歳の運勢と循環器系に相当します。

鼻から口までの部分は、40歳〜50歳の運勢と消化器系を表します。

口からあごの部分は、50歳以上の運勢と消化器系の状態を表します。下の部分がしっかりしていると、晩年が健康です。よく噛むとあごがしっかりしてくるので、晩年は健康でいられるでしょう。

私も玄米菜食にしてよく噛むようになったら、顎がしっかりして人相が変わりました。

顔の形

細長い顔や逆三角形の顔は、宇宙に向かって上昇するエネルギーが強いため、陰性です。丸い顔は求心力があることを表すので、陽性です。

陰陽のバランスが取れた理想的な顔の形は、うりざね形（米の形）になります。

目

目は肝臓の状態を表し、白目がきれいな人は、肝臓が健康です。目が細いのは、陽性。大きいのは、陰性を表します。

マクロビオティックをすると、白目が透き通って、黄色い脂肪の塊などが消え、きれいになります。

目の病気は、1％の塩番茶で洗うとよいですが、肝臓の手当てをすることでも改善します。

目の下がはれぼったい人は、腎臓が弱っています。

まぶたの裏の色

赤なら陽性、薄いピンクなら中庸、白っぽいなら陰性です。白っぽい場合は貧血に注意。

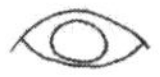

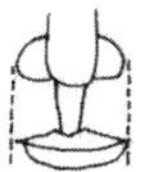

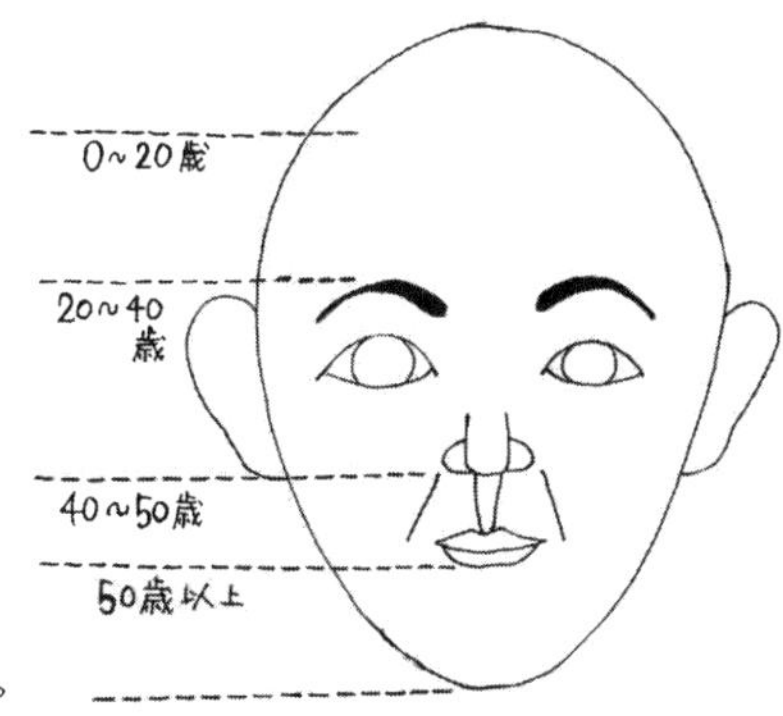

鼻

鼻は心臓の状態を表し、鼻先が赤いのは心臓が悪い証拠です。鼻先が白い場合は貧血。つやがなくなって黒い場合は、生命力が衰えています。

鼻の下の人中は、女性の子宮に相当し、筋腫、ガンなどがあると、ここに兆候があらわれます。もちろん、食事で改善できます。蓄膿症など、鼻の病気には、甘いものを絶つのが効果的です。この場合、好転反応として、黄色い鼻汁が出たあと治ります。また、鼻の下が長いのは、長寿の相を表します。

耳

耳は腎臓に相当します。腎臓がたんぱく質を分解するのに疲れてしまうと、症状が耳にあらわれ、難聴、中耳炎などが起こるとされています。この場合も、マクロビオティックの食事にするとよくなります。

また、耳は寿命を表し、目の位置よりも下についていれば長寿とされています。

お地蔵さんや仏像のように、大きく、下の方についていて、耳たぶも大きいのは、福耳といわれています。

口

口の横幅は、鼻の幅と同じがよいとされ、それよりも横に広がっているのは、肉食過多です。上唇は胃、下唇は腸を表し、上下同じく8㎜ほどの厚さが適当です。

上唇が薄いのは胃下垂を表し、下唇が厚いのは腸が悪くてゆるんでいるのを表します。

断食をすると、唇が割れてかさかさになりますが、しばらくすると、ひと皮むけてきれいになります。そのときには腸の中もきれいになっています。


甘いものを食べたあとは陰性になってゆるみ、口の中を噛んでしまうことがあります。口内炎は陰性の症状です。

口角が上がっているのは陽性。下がっているのは陰性です。

爪

横の筋は、消化器系の不調を表します。病気で食べられない場合もこれに含まれます。断食の後も、この筋が出ることがあります。

半月紋は、たんぱく質の過不足を表します。白米肉食をしている人でこれがなくなると不健康です。また、食べすぎの場合は、これが大きくなります。

爪の形は、横長は陽性、縦長は陰性です。

ほくろ

全体が色つやがよければ問題ありません。

からだ

からだに表れるサインを見るためには、人体の陰陽を知っておくことが必要です。

宇宙に向かうので、上に行くほど陰性、地球の核に向かうので、下に行くほど陽性です。

前後では、前が陰性、後ろが陽性となります。からだの前側は、目、鼻、口、(女性の場合は)胸などが出っ張っているため、拡散する力を持っている＝陰性と考えます。後ろ側は比較的のっぺりしているため、前と比べると陽性です。

左右では、左が陰性、右が陽性となります。一般的に右利きの人が多く、右側をよく動かしますから、動的な右側が陽性で、左側が陰性と考えるのです。

ですから、症状が右側に出る、後ろ側に出る、体の下部に出る場合は、陽性の食品が原因になっていると考えられます。逆に、症状が左側に出る、前面に出る、体の上部に出る場合は、陰性の食品が原因であると考えられます。

大きなお便り・小さなお便りは、内臓からのお便り

小さなお便りは、朝は、こはく色、昼は、煎茶色が健康。

男性は、1日3〜4回、女性は、1日2〜3回が理想です(まあ、この回数は、半断食とか、厳しい正食のマクロをしているときの回数なので、デトックスが終わったら、もう少し回数は増えてもいいと私は思っていますが)。

濃度が濃い↓前日、塩分が多い場合

濃度が薄い↓前日、塩分が少ない場合

濁った尿は、危険。たんぱく質が出ている↓動物性たんぱく質を食べなければ出ない

あわが出る↓前日、お酒、動物性たんぱく質が多い。少しの糖が入ったとき

お小水が茶色の番茶色なら陽性、緑の煎茶色に近いほど陰性です。

夜中にトイレにしょっちゅう起きて困っている方は、寝る前に、梅生番茶を飲むと、陽性になって細胞が引き締まるので、回数が減りますよ。

また、玄米食にすると寝つきがよくなり、眠りが深くなり、早起きできるようになります。動物性たんぱく質のものをたくさん食べる人は、夜行性の傾向が強いようです。

何年も厳正菜食（厳しいマクロビオティック。動物性たんぱく質、砂糖をいっさい食べない極端な少食）を続けていると、ミネラル不全になり、体調不良が出てきます。このとき、おしっこは無色透明になります。飽食の食のときは、黄色が濃く、くさいおしっこです。菜食の無色透明なおしっこのとき、ミネラル剤を摂れば、黄色くなります。

大きい便りは、黄色い茶色で、硬さは、紙を使わない状態が健康です。

動物で、たとえば、牛などが自分の手で紙を使って、ふきますか？　本来はそういうものなのです。マクロビオティックの食事になると、紙を使わなくてもきれいに切れる状態になります。

1本で、バナナ状がよい。

紙でふくのは水気が多い　＝　陰性　▽

硬い　＝　陽性　△

動物性たんぱく質が多いと、黒褐色。また、抗生物質などの薬を飲んでも、黒褐色になります。

大便がコロコロと硬くて黒っぽいなら陽性。色は黄色からこげ茶、バナナの大きさで普通

の硬さなら中庸。水っぽくてゆるいのは陰性。回数が多いほど陰性です。

マクロビオティックの食事になると、だんだん悪臭がなくなり、芳香とまではいいませんが、草のにおいになってきます。草しか食べないのですからね。

加齢臭でお悩みの方は、マクロビオティックの玄米菜食とまでいかなくても、肉と砂糖を控えるだけでもにおいが消えると思います。

見た目と雰囲気

「陽気な人ね」とか「あの人、陰気よね」という人の意見というのは、意外と体質とリンクしているもの。当たっていますよ。

陽性の人は早口でせっかち、陰性の人は動作がのろく、反応がゆったりしています。

また、背の高い人や顔の長い人は陰性、背が低い人や丸顔の人は陽性、という目安もあります。だるいのは陰性、イライラ、カッカするのは陽性です。

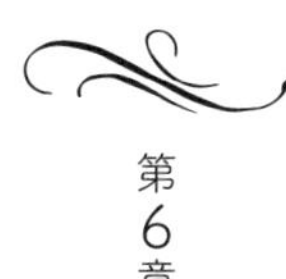

第6章

体験談

体験談①　子宮体ガンが消えた！

（ＫＡさん）

7月に子宮体ガンの診断をうけ、先生の教室に申し込みました。

1か月以内に手術をするよう強く勧められましたが、これまでの自分の生き方にも病気のもとがあると感じ、息子のアレルギーを含め、私の生き方から見直していかないと、手術してもまた再発するのではないだろうか、という思いが強く、主治医に無理をいって、年内いっぱいの約束で代替療法をすることにしました。また、いろいろ調べるうちに、抗ガン剤、放射線、手術の副作用も多いことがわかり、精神的にもまいっていたときで、今、抗ガン剤などの治療をうけたら副作用のほうがダメージが大きそう、と感じました。

もちろん、すべての西洋医学を否定するわけではありませんし、抗ガン剤のみで完治された方もたくさんいらっしゃることも事実です。

「講座が始まるまでは『岡田恭子のハッピーマクロビオティック教室』の食事をしてください」と先生に指示していただき、講座が始まるまでの2か月半、朝は梅生番茶で1日2食、玄米、けんちん汁、小豆かぼちゃ、青菜のごま和えなどを、食べる薬と思って一つ一つ材料を分量どおり量って作り、1口100回以上噛んで食べました。

実際に教室に通い始め、少しずつからだが整っていくのが実感できました。

そして11月半ば、ＭＲＩの検査を再度受けると、腫瘍（しゅよう）の大きさが半分になっていました。夫も私の病気の改善をみて、ぶつぶついいながら食べていた玄米・分搗き米を食べるようになり、年明けの健康診断で、腎臓にあった小さな石が消えているのを知って、「分搗き米なら続けられそう」というようになりました。

すっかり自然療法で治すと決めていましたが、お医者様の対応は当然よくなく、「早死にしたいんですか?」と何度もいわれましたが、とにかく治ると信じていましたので、個人院のクリニックに転院し、2月に再度検査を受けると腫瘍は消えていました。

三日坊主の私が続けられたのは、家族の存在はもちろんでしたが、手術を受けないと知った義父が、息子の将来を心配するあまり寝込んでしまい、必ず治そう、と心に決めたことです。

腫瘍はなくなり、少し張り詰めていた気がゆるんでいますが、長年積み重ねてきた無理がまだまだ残っており、これからも気をぬかずに続けていきたいと思います。

★恭子から一言

教室を受講し始める前から、すでに、私の本どおりに食事をしてくださり、排毒が起きている状態で来てくれました。あまり厳しく厳密にやると、精神的にストレスにならないかと心配になるほど、一所懸命なさいました。何回も断食もしていました。

通い始めた頃は、ずっとお顔の色が黄疸色というか、特有の黄色、茶色のお顔でした。それが、今年の2月にきれいなお顔の色になったのです。

「きれいな肌になりましたね~、やっと、排毒が終わりましたね~」

といったら、先週、ガン検診の結果、腫瘍が消えた、と病院でいわれたとのお返事! 教室の皆で、「おめでとう!」。お顔の色がよくなっただけでなく、やわらかい、この方がもともと持っている、優しさが出てきました。嬉しく拝見していました。

……………

体験談②　アトピー性皮膚炎（ＹＫさん）

20代まで、ステロイド剤を全身に使っていて、脱ステロイドを試み、約20年かけてやっとよくなっていたものの、昨年の10月頃から突然、目のまわりを中心に赤み、激しいかゆみ、ただれ、などが出ました。もともとアトピー性皮膚炎を患っていたので、少々かゆくても、なにがあっても慣れてはいましたが、今回のかゆみは特別でした。眼球を取り出して、水で洗いたいくらいでした。

何年も前に岡田先生の教室に通っていた友人がプレゼントしてくれた先生の本をふと手にとって、駆け込み寺のように連絡をさせていただいたのが好転の始まりでした。

春になって、基礎科が始まりました。2週間に一度、習った料理を毎日繰り返し作って食べました。すると、大きなお便りがたくさんやってきて、毎朝、体からはがれていっているようでした。

でも、食いしん坊の私は、朝食なしの1日2食にはなかなか慣れませんでした。そこで、小豆かぼちゃをどんぶりで、と本に書いてあったのをよいことに、空腹を感じたり、何かあとで後悔しそうなものに手を出しそうになったときは、先生の本の中のものをどっさり食べることにしました。小豆かぼちゃと玄米クリームはおなかまわり（たぶん内臓の脂肪も!!）がすっきりとして感動しました。

このようにして、少しずつではありますが、続けることによって間違いなく体調がよくなり、軽やかになると同時に、肌にも透明感が出てきました。

ところが、喉もとすぎれば何とやらで、マクロの基地からだんだん遠くに羽目をはずしすぎて、去年と同じ、目のまわり、口のまわり、ほほのあたりにかゆみとはれ、唇にヘルペスがあるため口が開けられないほどの痛みで、口腔内粘膜もただれていました。

しかし今回は前のときとは大きく違いました。急ぎ、半断食、梅生番茶、玄米クリームなどを本を見ながら開始しました。よく噛む、ということも毎食心がけました。すると、およそ15日ほどで、ひどい状態から脱することができました。

★恭子から一言

とても美しいお顔立ちに反して、アトピーが目のまわり、口のまわりなど、ほほ、顔全体に出てひどい状態でした。一般の方より、無添加の食べ物など、自然食を心がけていたにもかかわらず、です。このことから、私たちが何に気をつければ健康になれるのかがよくわかります。

無添加の食べ物を摂ることだけがいいのではないのです。動物性たんぱく質過多と砂糖に代表されるデザートこそが、原因なのです。抗生物質を使わないなど、安全性に配慮された牧場の肉でも駄目なのです。豆乳や羅漢果、はちみつなどの健康志向の甘いものも駄目なのです。砂糖は、まったくやめないと駄目なのです。

いけないといわれている、肉、砂糖のデザートを食べて激しい反応が出て、病気がひどくなって、症状が出て、初めて自分のからだでわかるのです。でも、その治し方、もどし方がわかってきて、1歩1歩、自立していくのです。

これは、どんなに人にいわれても無理な

………

のです。自分で悟るより仕方ありません。年単位で、皆さん、身につけていかれます。

体験談③　生理痛・頭痛が治った

（NYさん）

2011年10月から先生のもとでマクロビを始めました。きっかけは30代前半でストレスから体調を崩し、めまい、頭痛、生理痛等、からだに不調が出るようになりました。環境を変えなければならないとわかってはいましたが、会社を辞める勇気が出ず、3年ほど辛抱してしまいました。その後仕事を辞めストレスはなくなったものの、一度悪くなった体調はなかなか元に戻らず、生理で頭痛が起こると、ひどいときで1週間近く続いたり、ヘルペスにかかり神経痛が残ってしまう等、いろいろなからだの不調が残ってしまいました。その不調を改善するため、ピルや頭痛薬が手放せないような状態が続いていました。

そんなとき、先生の本に出合いました。もう、薬を飲みたくないなぁと思いながら、最近よく耳にするマクロビオテッィクを駄目でもいいから少しやってみようかなと思ったのです。

本を見ながらやり始めて2、3か月でかなり体調もよくなってきましたが、実感したのは6か月目くらいからでした。

とにかく頭痛が激減しました。体調もかなりよくなり、体も軽くなってきました。これはスゴイと思って、ぜひ習いに行きたいと思うようになりました。そして思い切って、去年の10月、札幌から先生の教室に月1回通うことにしました。通ってみて、本だけではわからない部分や疑問に思っていたことが直接先生にすぐ聞け、作り方の細かい点がわかるので、お料理のおいしさも際立ちます！　もちろん本のレシピどおりに家で作っても十分おいしいですよ。技術だけでなく気の使い方や考え方、さまざまなことを教えていただけます。食べ物ってスゴイんだなって、食べ物ってありがたいと思えるようになりました。

私はマッサージの仕事をしています。先生から教えていただいた知識を、体調不良で悩んでいる方のお役に立てることができたらいいなと思います。薬を飲まなくても、食べ物を変えるだけで体調がよくなるって素晴らしいなと思います。これからも少しずつでもマクロビオティックを学んでいけたらいいなと思っています！

★恭子から一言

この方は、最初から考え方もバランスがとれていて、お仕事もしていらっしゃって、でも、より健康になり、そのノウハウをつかんでくださいました。それを人のお役に立てるよう、私もお祈り申し上げます。それが自分の仕合わせに返ってくるからです。

体験談④　ガンには玄米菜食がいい

（ＳＫさん）


私は２０１４年６月に乳ガンの手術を受けました。術後、小葉ガンという珍しい種類のガンであり、リンパ節三つに転移があったことで、今日からあなたは全身ガンですと担当医に聞かされ、相当ショックだったことを覚えています。

その後、いろいろな本を読んでみるとガンには玄米菜食がいいと知りました。そんなとき、近所の有機食品を取り扱っているお店で岡田先生の本とお教室のことを知ったのです。もちろんすぐ申し込みをいたしました。

お教室に通ってすぐ、先生から玄米とけんちん汁だけで2週間すごすようにいわれ、時々誘惑に負けながら何とかすごしました。すると不思議なことに、睡眠導入剤を飲まないと眠れなかった私が眠れるようになり、10年飲んでいた薬をやめることができたのです。そして自然な睡眠がとれるようになったからなのでしょうか、どこへ行くのも車を使っていたのに、体が軽くて今日は歩いて行こうかな、と思うようにもなりました。玄米とけんちん汁だけなのに……。そしてもっと驚いたことは幼少期からの便秘が治ったことです。3～4日出ないことは当たり前の日々のなか、市販の薬やヨーグルトなどいろいろ試していましたが、毎日便りがあることはありませんでした。それが、毎日ごっそりあるようになったのです。

このことを先生にご報告すると、あなたはもう少し続けたほうがいいので、あと2週間続けなさいといわれました。すると今度は好転反応らしきおならと、首のあたりに湿疹が少し出ました。けれど体はポカポカと温かく、この冬ペットの犬と猫には可哀想でしたが、昼間ほとんど暖房器具を使わなくてもすごせるようになったのです。

そして何よりは、最初、玄米はヤダ！　といっていた高2の娘が元気になっていく私の様子を見ていて、「玄米食べてもいいよ」といってくれたことです。そのおかげで、今では主人共々家族で玄米を食べるようになりました。主人は大きな便りが今まで以上に出るといっております。お教室で習ったかぼちゃコロッケはわが家の定番料理にもなりました。

また、調理器具の扱い方、先生が支援運動

をしている有機野菜の作り手の方々のご苦労など、知らなかった大切なことをたくさん教えていただき、先生に感謝しております。

病気になったことはとてもショックではありましたが、病気のお陰で恭子式マクロビオティックと出合うことができ、何より家族を健康に導いていけるようになったことをとても仕合わせに思います。どうもありがとうございました。

★恭子から一言

自分の病気が治ることが一番大事ですが、病気のおかげで食生活の間違いに気がつき、家族中がお元気になるきっかけとなれば、「塞翁が馬」になりますね。

何よりもこの方は、明るくなられました。家族に愛されている方でしたので、お母さんが元気になれば家族中が明るくなります。病気の原因を知ったのですから、もう再発はありません。さらに、お元気になってくださいね。

体験談⑤　更年期障害が治って

（OKAさん）

2015年の幕開けとともに更年期のホットフラッシュに悩まされていた私が、友人に勧められるままに先生のお教室の門を叩いたことは、今、思い返してみても、ご縁を感じずにはいられません。

私が抱えていた症状としては、更年期障害のほかに、30代後半から水溶性の卵巣嚢腫と診断されていた右の卵巣が、5年前にはチョコレート嚢腫に変わり、8cm弱に肥大。当時、タイミングを見て切除することを婦人科のかかりつけ医に勧められていたほどでした。

初めて先生宅でのレッスンにうかがった際、この二つの健康上の問題についてお話ししたところ、「大丈夫。食事を変えれば治ります」とあっさりおっしゃって。そのときの先生の笑顔に、何とも形容しがたい安心感に包まれたことを、鮮明に覚えています。

その後、受けた人間ドックで不正出血が認められたため、婦人科医の勧めで、翌日、卵巣と子宮内エコー検査、腫瘍マーカー検査、子宮体ガン検査を受けたところ、5年前に8cm弱もあったチョコレート嚢腫が2・2cmと小さくなり、卵巣の腫瘍マーカーも正常値、子宮内もとてもきれいな状態であるとの診断。チョコレート嚢腫になった卵巣が小さくなることはなく、ガン化する危険があるから、その前に切るようにといわれていただけに、嬉しくもとても驚いて。実は大きな不安を抱えていながら、見て見ぬふりをしていたこともあり、安堵している自分に、改めて気がつきました。

かかりつけの婦人科医も予想外の変化に大変驚きつつも、喜んでくださいました。これも、恭子式マクロの排毒の賜物であり、先生のところにすぐ行くようにと背中を押してくれた友人と、受け入れてくださった先生には感謝の気持ちでいっぱいです。友人の勧めに素直に動いたあのときの自分のことも褒めたいと思います。

恭子先生のお教室では、ただお料理の仕方を習うのではなく、お料理をとおして考え方の癖に気づいて修正しながら、今の自分を見つめ、受け入れ、できることを考えて実行する力を養っていただいていると感じています。「できることは精いっぱい、できないことはごめんなさい」は、自分に対するエールです。この感謝の気持ちを忘れず、素敵な仲間とともに、素直な心で学ばせていただきたいと存じます。

★恭子から一言

　小さくなることはない、と西洋医学の医者にいわれたものが、3か月の玄米菜食で小さくなったという事実に注目してください。

　更年期障害がこんなにもすぐに恭子式マクロで改善される、玄米菜食で改善される、という事実にもっと日本中が気がついていただきたい、と、切に思ういい例でした。たとえば私はもう更年期ははるかにすぎましたが、まったく障害は出ないまま終わりました。

　この方は、賢い知恵のある方なので、考え方の修正もすぐ実行されました。

体験談⑥　パニック症候群が落ちついて（ＳＫＩさん）

　主婦歴5年、料理にはまったくといってよいほど興味がなく、「基礎だけでも」と踏み込んだ教室でしたが、振り返ると、料理の基礎はもちろんのこと、精神的な部分も多く学んだ日々でした。

　食がどれだけ大切かを知れば知るほど、見直す部分が多いと感じずにはいられませんでした。食が地球規模につながること。食を考えることでいろいろなことが整っていき、少しの変化を褒めてあげることの意味もわかってきました。

　気づいてみると嬉しいことがいっぱいあります。

・大きな便りがさらに増えたこと

・肌がきれいになったといわれること
・目覚めがよくなったこと
・少し痩せたこと
・元気になったこと
・楽しくなったこと

細かいことを挙げたらきりがないかもしれません。自分自身のいろいろなことに気づいて、仕合わせになっている自分が大きな変化かもしれません。

先生にお会いできたことにはもちろん大きな感謝を申し上げます。そして、何かのご縁で出会った生徒の皆様方にも感謝です。楽しい時間を教室にいる皆様とすごすことができて私は本当に仕合わせでした。先生も皆様も笑顔でいられますように……。

★恭子から一言

この方は、見かけは元気そうな方でした。教室の他の方たちも、この方が悩んでいるとはわからないでしょう。でも、深い悩みを抱えていたのです。

一度パニックが起こり、電車に乗れない、と電話がありました。そのとき、好転反応は我慢して、乗り越えないといけないこと、数えればよくなったことがあることに私と話しているうちに、気づかれたのです。それから、どんどん心の持ち方が変わって元気になられました。

食事をマクロビオティック（玄米菜食）に変えたこと。そして、ネガティブな考え方の癖が、私の授業を繰り返し聞くことによって、プラス思考に変わってきました。

★パニックが起こったときにどうすればいいか……。

①まずは、パニック状態のときは、陰性のときが多いので、梅生番茶（陽性）をポットに入れていつも持ち歩き、不安になったら飲むこと。

②日頃はもちろん、マクロビオティックの食事、とくに、主食をパンではなく米（玄米、五分搗き米、場合によっては白米でもいい）にして、おかず（副食）を主食の半分にすること。おかず（副食）食べはウツになります。おかずが主食より多いとノイローゼになりやすくなります。

③ご飯を100回嚙むこと。おかずは100回も嚙まなくていいです。

④パニックが起こったら、気分はそのままにして、今、目の前の具体的に必要なことをすること。たとえば、食事を作るとか、具体的に、具体的に。

体験談⑦　砂糖、果物が花粉症の原因（AWさん）

マクロビオティックという言葉を意識したのは5年ほど前。漠然と興味を持ちましたが、陰陽という慣れない言葉、有機、無農薬のものとしきりに記してあることで、なかなか取り組めずにおりました。

再びマクロビオティックに興味を抱いたのは、『岡田恭子のハッピーマクロビオティック教室』の中で、花粉症は砂糖と果物をやめれば改善する、という一節に出合ったときです。授乳中で薬を飲めなかったため、とにかく実行してみたところ、3日ほどで花粉症の症状が和らぎ、その年は随分と楽にすごすことができました。

レシピを覚えるというよりも、読み物として読み進めたところ、以前マクロに対して抱いた違和感を払拭するような言葉が、そここにあふれており、自分が探していた考えだと感じました。たとえば、有機、無農薬ということにとらわれず、旬のものを丸ごとありがたくいただきましょう、と先生はいわれます。「あぁ、これだ」と、思いました。

私自身の健康状態においては、夢の中で、走りたいのに一向に進むことができず、もがいているようなだるさを時折感じることや、不眠、冷え、胃腸の痛み、軽いアトピーなどがありました。

以前の自分は、いわゆる未病という状態でしょうか。高校生の頃から始まった痙攣性の腹痛や不眠は、病院に行っても何も問題はありませんといわれ、いっそ重症な病で、手術をしなくてはならない病であった方がマシと思うくらい、どうしていいのかわからず、途方に暮れていました。仕事の忙しさも相まって、からだがしだいに悲鳴をあげて、それが心に達しようとしていました。

仕事を辞めて、子どもを授かって、少しずつ、本当に生きるという意味を考え始めた頃に『岡田恭子のハッピーマクロビオティック教室』に出合い、岡田先生に出会ったことで、一番大切なのは、今あることに感謝することだとわかりました。

「妥協せよ、妥協せよ」は、疲れたときの自分に力をくれる言葉でした。

毎冬、ウイルス性の胃腸炎や、風邪、インフルエンザに親子共々かかるのですが、玄米スープやクリーム、蓮根湯、大根湯などをとって、あまり食べずにとにかく休むことで、とくに娘は高熱を出しても、翌日にはすっかり元気になるような快復を見せ、医者要らずの冬でした。

☆吹き出物があまりに治らないため、プチ断食を決行したときの記録です。

◎1日目

食べないとなったら、意外と割り切って、食に興味が向かないでいられる。深夜からしだいに貧血のようなだるさを感じる。

◎2日目

だるい。動けない。くらくらする。ほぼ1日中寝てすごす。途中で断念すべき？　と思うほど辛い。梅生番茶、温かいものを飲むと症状が和らぐことがわかる。

◎3日目

舌の奥と、口の中から喉にかけて腫れたようなヒリヒリ感。口内炎が5、6個できる。昨日のだるい症状はほとんどなく、元気になる。味噌汁とはこんなにおいしいものであったかと、いちいち感動する。少しでもものを食べてよいことが嬉しい。

◎4日目

口の中のヒリヒリは感じるが、口内炎はほとんど治ってしまった。

◎5日目

吹き出物は出たままだが、少し小さくなった。顔色がよくなったように感じる。体重が2㎏減る。からだ全体がすっきりとして、気持ちが清々しい。口の中の腫れ、ヒリヒリはほとんど治る。

このプチ断食で出た症状などから、自分は相当に甘いものの影響がからだに残っていることを改めて気づかされました。出産まで勤めていた職場は、女性ばかりだったためか、甘いものの差し入れがとても多く、本当に水のごとく、甘いものを食していました。胃腸が弱かったのも、冷え性だったのも、このことが大きく影響していたのだと、今思います。「龍の子太郎」は小さいときに大好きだったお話でした。そのお話が、天与の分限という大切なテーマと重なることに不思議なご縁を感じました。そして、お話を思い出すとともに、涙ながらに語られる先生の姿に自分もぽろぽろと涙が出てしまいました。こんな温かいところで学べていること、それ自体に感謝しました。そしてそれは、実際にからだの痛みなどを感じることが少なくなったり、深い睡眠になったり、精神的に余裕ができたという実感があるからこそできるのだと思います。

★恭子から一言

この方は、お子さんが小さいので、月1回の教室を一所懸命受講してくださいました。こんなにも私の伝えたいことをしっかり受け取っていてくださったことに、私こそが感謝！　ここまで健康に変わるまでには1年かかりました。年単位でみないといけません、とは私が皆さんにいうことです。これを支えるのが、私の教室の役目です。好転反応もあり、挫折もあり、でも、マシになってきたでしょ、と自覚させるのも私のお手伝いです。よく、がんばりましたね。

体験談⑧　大腸ガンの手術後（NSさん）

私が岡田先生の本に出合ったのは、2年ほど前のことになります。大腸ガンの手術を受け、手術で一応ガンはなくなりましたが、同じ生活を続けていたら再発するのではという思いから、今までの生活を見直す必要があるのでは……と主人と考えていたときのことでした。

先生の本を拝読して、できることからと早

速取り入れたのが、主食を玄米にし、薬草茶を飲むことでした。甘いものが好きでなかなかやめられないので、料理に使う白砂糖は黒砂糖にし、料理に砂糖は極力使わないように努めました。できる範囲のことだけですが、続けているうちに体質が改善されていくのが実感できました（便秘が解消され、口内炎もできにくくなった）。しかし1年以上続ける中で、自分だけで取り組む難しさなどを感じ、先生のご指導を直接受けたいと思い、教室に通うことにしました。

教室に通い始めてからは、さらに食生活も変わり、体調もますますよくなってきたと実感しています。

教室ではマクロの知識や料理の作り方だけでなく、本当にいろいろなことを教えていただきました。包丁の持ち方や切り方などもご指導いただき、本を見て作っていたときよりも、さらにおいしく料理が作れるようになったと思います。また、今まではこれを食べてはいけない、これを食べなくては病気が治らない……という感じだったのが、マクロの料理自体が味わい深いと感じ、楽しめるようになりました。地球人として、東洋人として、日本人として、からだに自然な食べ物を食べる、という大きな視点で見られるようになってきました。

先生には毎回熱心にご指導いただき本当に感謝の気持ちでいっぱいです。私たちが何気なくおしゃべりしたことなども聞き逃さず、皆さんに注意を払っていただき、先生はまるで聖徳太子のようでした。後期もご指導のほど宜しくお願いいたします。

★恭子から一言

小学生は、毎日毎日実際に学校に通って

勉強を身につけていきます。私の教室は、そんな人のためにあります。自分だけではなかなか続かなかったり、好転反応などの心細い思いも、あっ、そうなのかあ、と安心できたり……、他の同期生の方の体験を聞いて、また、頑張ろうと思ったり……の「場」なのです。

　この方は、最初から、よく気働きもでき、「恭子式マクロ」の真髄である「生き方の改革」もとてもよく理解してくださり、人のために動ける方でした。こんな方は、科学の誤り、つまり、食べ方の間違いに気がつき訂正していくだけで、より健康になられます。二度と再発はしないでしょう。

　ガンも他のどんな難病も、西洋医学の始祖であるヒポクラテスがいうように、病気をする前とした後で食事が変わらなければ治ったとはいえないのです。手術後、この方は、食事を変えました。ですから、二度と、ガンにはならないでしょう。

体験談⑨　ウツ病が治る考え方と食べ方

（SJさん）

小さな頃から虚弱で、いつもどこかに不具合と不定愁訴（ふていしゅうそ）がありました。アトピー症状がひどく、蚊（か）に食われれば膿（う）み、年中鼻炎（びえん）で、風邪を引けばいつまでも治りませんでした。

　そんな私が生活を変えたのは、子どもを持とうと思ったときです。タバコをやめ、無農薬有機食材を求め、分搗き米や玄米を食べるようになりました。

　その頃、からだの症状としては、大きな不具合は出なかったのですが、朝起きられない、だるい、起きたときの落ち込みや不安感が強く、仕事に行きたくないなどがありました。

からだはとても冷えていました。手足がむくんでいることも多かったです。貧血気味で頑張りが効かず、集中力がありませんでした。疲れると寝てばかりいました。

それが、人間関係のこじれをきっかけに暴走してしまい、ウツ病発病となりました。朝起きると「どうしてまだ、生きてしまっているのだろう」と思います。仕事は最低限していましたが、周りから見れば、やること成すこと、うつろだったと思います。強い薬を飲めば、気持ちは楽になりましたが、頭も働かず、感情も遠いところにあるようで、ぼーっと水の中にいるようでした。ほんとうに苦しい日々でした。くよくよと自分を責めたかと思うと、原因になった人を恨み怒り、いつまでもグルグルと同じことを考えて闇の中、出口がない感じでした。

そんなウツ病の症状が一番苦しいときに、本屋さんで恭子先生のご本に出合いました。本を読み、ブログを読み、載っているお料理を作ってみました。そこに、明るいところへ続く道があることが、直観的にわかりました。恭子先生のブログを読みながら、何度涙を流したかわかりません。冷えて固くなった心が温かく溶けだし、流れ出すのを感じました。ブログの中の温かでおいしそうな料理と、恭子先生の厳しくも優しい言葉が、いろいろな場面で支えになってくれました。

その後、教室に申し込みました。教室入室後、玄米とけんちん汁、野菜の煮物にしたところ、スッキリと起きられる朝が多くなりました。朝、絶望感や不安の種を見つけることも少なくなり、見つけてもやりすごせるようになりました。

昨日、家の機器の修理があって業者が家に来たのですが、仕事が忙しくて、部屋が荒れたままで迎え入れることになりました。以前の私でしたらありえないこと。落ち着いて、できるだけ片付いていれば良いじゃないと対応できました。見栄っ張りというか、良いところを見せたいという気持ちが大きかったのですね。鎧かぶとが外せて、あるがままの自分を受け入れられるようになりました。

融通の利かない完璧（かんぺき）主義なところがあるのですが、「この辺のところでうまくやろう」ということを失敗しながら探っていくことの面白さを得たことも、恭子先生のおかげです。

私はずっと、大きくて丈夫で美しい、たくさん入る器が欲しかったのだと思います。自分の小さな器を認めたくなくて、からだも心も無理をたくさんしてきました。

けれども、先生の話や教室で一緒のみなさんの話を聞く中で、ひとりひとりが別の悩みや課題を持っていることがわかってきました。どんなに無理をしても手に入らないものがあるけれど、自分がすでにたくさんのものを持っていること、また持っているものを当然として、感謝もしていないことに気が付きました。器を受け入れた上で、無理なく、器磨きに努めたいです。今でも、心にはいろいろな揺れ、ブレがありますが、恭子先生が伴走してくれていると思うとそれだけで心強く、自分軸に戻ることができるようになってきました。ほんとうに感謝です。

最後に、ウツ病の二年間、繰り返し読んだ恭子先生のブログにどれだけ救われ、勇気づけられたかを感謝し、今、直接教えていただけることの幸せにさらに感謝して、レポートを終わります。

★恭子から一言

そうです、自分をかばって鎧かぶとをま

とっていると、ウツになりやすいのです。

人間には三つの欲があります。色欲、金欲、見栄欲、です。

この中で、見栄欲は、権力欲ともいえますが、まじめな我々にもある、しかも、生涯とれないしつこい欲です。自分が良く思われたいという欲です。ウツになる人は、これが強いのです。

よく見られたいために、天使のように優しくて、仕事もでき、スーパーマンのように強い人を自分に求め、鎧かぶとをまとってしまうのです。

この方は、そこに気が付き、もういうことがありません！ うれしいですね！ 感謝はすべての問題の解決法です。感謝が心から出てくれば、その瞬間、仕合わせなのです。これが、半年、12回の講座を実際に受けてくださったことの成果です。

体験談⑩ リウマチが改善（OHさん）

私は2年前にリウマチの症状があらわれ、このことをきっかけにして、自分の食生活や生き方、考え方を見つめ直さなくてはいけないのではないかと思うようになっていました。

体調や血液検査の結果は、良くなったり悪くなったりしており、何かもう一つ学びが足りない、と感じていました。玄米は食べていましたが、おかずは肉、砂糖も摂っていました。そして、何をするにも病気を治すことばかりを考えて生活をすることに、とても疲れを感じ出してきたそのときに、岡田恭子先生の教室のことを知りました。

私は以前からお料理をすることは好きでしたが、腕や手首や指に痛みが出てからは、長時間包丁を持つことや、重い調理器具を使用することなどが難しくなっていましたので、他の方にまで迷惑がかかるのではないかという心配もありましたが、母に背中を押してもらい、受講させていただくことを決めました。

先生の、「畳の目ほどでも健康になる」というお言葉に、とても励まされました。そして、少しずつですが考え方を変えることができ、自分の心の鎧をはずせるようになりました。具体的には、職場で一緒に働いている方々に、ペットボトルの蓋をあけてくださいとお願いをすることや、膝が痛むためにエレベーターを使いたいということなど、今まで恥ずかしくていえなかったお願いができるようになりました。

恭子先生式マクロを実践し、食事が変わり、2か月目から、朝の目覚めが良くなりました。

◎お教室に来る前の食事

朝は人参ジュース（人参3個分）

昼、夜は玄米食でしたが、おかずはお肉（鶏肉）中心

間食では、白砂糖や冷たいものはとっていませんでしたが、黒砂糖、メープルシロップのものをよく食べていました。玄米だけを食べていても体調はあまり変わりませんでした。

◎お教室後の食事

朝は梅生番茶

昼、夜は玄米中心の主食食べ

間食は小豆の水煮やお麩や木の実

動物性たんぱくをやめて、植物性たんぱくを摂るようになりました。

からだの痛みの感覚としては、砂糖を食べないようになってから、関節の痛みが軽くなったと思います（痛みが出たとしても、回復が早くなりました）。また、先生の「自分が心地よいところより、少し無理をする」とい

うお言葉を目安にからだを動かすようにしたことで体力もつき、からだによかったと思います（気血動の内の「動」の大切さ）。

私は岡田恭子先生のお教室に通うことができて、とても幸運だと思います。このことに感謝をすることも先生から学ばせていただきました。途中、自分の心の鎧かぶとに負けそうになったとき、先生の「歯を食いしばってでもついてきなさい」の言葉を聞き、先生についていこう、と思いました。

また、血液検査の結果をお教室で皆さんに報告させていただいたときに、皆さんが一緒に喜んでくださったこともとても嬉しかったですし、皆さんのお話をとおして自分もたくさん気づきをいただけました。先生のお教室にはそのようなすごい力がありました。

そして、一生をかけて自分の天与の分限をあきらかにしていきたいと思います。

そのためにも、食事は1口100回嚙む、食べすぎない、主食（米）中心食べ、という基本を誠実にこれからもがんばります。

★恭子から一言

お母様のお躾から、とても言葉のきれいな、素直なお嬢さんで、なんとか元気にしてあげたいと思う方でした。他人から愛されることとは、とても大事なことです。皆さんが味方になってくれるからです。半年間で、からだの動きが目に見えてよくなりました。必ず、お元気になられますよ。

追記　このあとの話です。

お父様が、バスに乗っていて、バスの中から、道を歩いている若い娘さんを見ました。次の瞬間、自分の娘と気がついて、歩けるようになったことに感動しました。そして、さらに、2年がたちました。結婚し、可愛い赤ちゃんのお母さんになりました。結婚なんて夢のまた夢、とお母様がおっしゃっていましたが、奇跡の実現です。リウマチが改善した例です。

体験談⑪ 厳正マクロで強度の貧血になって（UYさん）

約7年前からマクロビオティックを生活に取り入れている、10歳の娘を持つ母親です。

昨年の8月半ば、慢性的なだるさ、無気力、息切れ、眠気、イライラなどの症状があり、9月の定期検診で、ヘモグロビンが1年前の9・4から8・3に下がっていることが判明。マクロビオティックを始めて以来ずっと治まっていた「足がつる」ことが続き、これは何か変だと考えるようになりました。恭子先生の著書に出合って初めて、玄米菜食によるミネラル不全を知りました。

そもそものマクロビオティックとの出合いは、約8年前に気管支炎を患い、半年間抗生物質による治療を続けたものの、一向に体調がよくならず悩んでいたとき、夫から「こういう方法もあるよ」とマクロビオティックの本を手渡されたことでした。自分の体調は西洋医学ではよくならないような気がしていましたので、マクロビオティックを学び始めました。

体調は少しずつよくなり、半断食では大量の痰や宿便が出たり、数日間40度近い熱が出たり、ひととおりの排毒を経験し、自分のからだの変化を感じるのは楽しかったです。朝は3時、4時に目が覚め、このまま右肩上がりですべてがよくなるような気がしていました。

ヴィーガン（完全菜食）であることが優れていることのように思っていましたから、誰かに玄米の欠点を指摘されると、もうその時点で心がシャットアウト。でも、恭子先生の「2年目からのマクロビオティック」という考え方は素直に聞くことができました。それは先生の言葉が、厳格なマクロビオティックを経験されたうえでのものだったからだと思います。遠くの県からでしたが、すぐに通う決心をしました。

「どんなにいろいろな健康法を実行しても、風邪も引くし、怪我もする。でも、病気をしても治ればいいのよ」、初めての教室で先生がいわれました。正直驚きました。マクロビオティックをちゃんと続けていたら、体調はよくなって当然、よくならないのはやり方が間違っているのだとずっと思っていましたから。「人間だからぶれることもある、でもそれが当然。ぶれたらまた修正すればいいのよ。私だって同じよ」とも。先生の人間に対する温かい目と謙虚さ、今まで勝手にしょい込んでいた肩の荷が降りた感じがしました。

先生は病気治しのマクロビオティックになってはいけない、常に感謝の気持ちを忘れてはいけないといわれます。人生の目的は、病気治しではありません。仕合わせになることです、とも。これまでの私はまさにそうでした。外食して、注文した料理に思いがけず肉が入っていたら避けて残したり、食箋のために季節外れの野菜や果物を探したり、実家の母が作る料理もおいしく食べられなかったり。他者への配慮に欠けていました。

3回目の教室で「主治医から薬を飲まないならもう病院に来なくていいといわれてしまった」と相談すると、先生があっさり「鉄剤を飲んでみたら」といわれました。初めはキョトンとしてしまったのですが、先生への信頼からいわれるように鉄剤を飲んでみようと思えてきました。がんじがらめだった私の心を先生の言葉が解き放ってくれました。次の日から、処方どおり鉄剤を飲みました。

　教室に通って半年で貧血も改善し、体調は比べようもないくらいよくなりました。なにより気持ちが明るくなり、毎日が楽しくすごせています。貧血が治ったので、その後、鉄剤も必要ではなくなりました。これまでたくさんの気づきをいただきました。先生に出会えたことに感謝しています。本当にありがとうございます。

★恭子から一言

恭子注：私がまず、この方（貧血）に指示した食事は、

①玄米をやめて、分搗き米にすること。

②たんぱく質、まずは、植物性たんぱく質を入れること、さらに、調子を見て、動物性たんぱく質（魚一切れ、または、鶏肉のささみ、時には卵1個）を1日に1回摂る。

恭子注：玄米でミネラル不全が起きたことを、発見するのは、貧血です。血液検査で、わかるのは鉄分だけですが、鉄というミネラルが減ってきたら、他のミネラルも減っていると思うといいです。

　また、Hb11・0までの値は大丈夫です。11を切ったら、対策を考えないといけません。

　典型的な、「2年目からの恭子式マクロ」が必要な方でした。マクロビオティックで奇跡的に元気になった方の落とし穴です。

　やればやるほど健康になるものでないと、真実ではありません。今のマクロビオティックは、やって数年の間は、奇跡といっていいほど病気が治ってきます。しかし、そのままの食事法を続けると、逆に不健康に

……………

なってきます。ときには死に至ったたくさんの方々を見てきました。恭子式マクロに

……………

変えてください。

私が皆さんにお伝えしたいことは、三つあります。

①飽食、食べすぎの現代日本人に、ガンもウツ病も花粉症も、食べ物、玄米菜食（マクロビオティック）でよくなるのです、ということ。

②さらに、その玄米菜食を長年続けると、今度は逆に、体調が悪くなること、です。

①の玄米菜食で排毒が終わったら、昭和30年代の庶民の食事に変えなければいけない、ということ。

③生き方、考え方を、恭子式マクロに変えること。

この三つをお伝えして、日本中の皆さんが、元気に健康に仕合わせになっていただきたい、との切なる願いでした。

ドン・キホーテのように真面目に、一家に1冊、置いていただきたい、この本はきっとお役に立つ、と思っています。友人のお見舞いに、結婚した新家庭に、これから育てる赤ちゃんが生まれた家庭に、菓子折りを持って行くよりも、この本を持って行っていただきたい、と、ドン・キホーテのように、思っています。

この本を世に出そうと思ってくださった早川茉莉様はじめ、すべての方がたに、感謝申し上げます。

岡田恭子

参考文献：
『すべては、あなたが治るため』（川竹文夫著　NPO法人　ガンの患者学研究所）
『幸せはガンがくれた』（川竹文夫著　創元社）
「あなたと健康」（東城百合子　あなたと健康社）
『南北相法　現代訳』（水野南北著・岩崎春雄訳　自然社）

岡田恭子（おかだ・きょうこ）

名古屋の原木問屋に生まれる。自宅にコックがいる家で「美食」で育ったが、ばあやが毎日中学校へ迎えに来て鞄を持ってくれるほど虚弱な少女時代だった。

結婚して長男出産後、さらに体調が悪化して肝炎を患うが、玄米菜食を始めてから１年で、別人のように健康になる。

森下敬一博士の「お茶の水クリニック」で食事療法を、「あなたと健康社」主宰の教室で玄米菜食の料理を、日本ＣＩ協会では正食理論とマクロビオティックの料理を学ぶ。

1985年、自宅にて「マクロビオティック自然食料理教室」を始める。その他、横浜市教育文化セミナー講師、「アートスペースハナダ」フードディレクタースクール講師、有隣堂カルチャースクール講師などもつとめる。かたわら、少しでもおいしい料理を提供しようと、横浜調理師学校に入学。首席で卒業後は、分野の違う10店舗で働き、プロの料理人の技を学ぶ。日本女子大学英文科卒業。一男一女の母。趣味は山登りとロッククライミング。

著書に『岡田恭子のハッピーマクロビオティック教室』『岡田恭子のらくらくマクロビオティック教室』『食べる野草図鑑』（以上、日東書院）、『マクロビオティック的 自家製天然酵母でつくるおいしいパン教室』（遊幻舎）がある。

岡田恭子のハッピーマクロビオティックと自家製酵母パンの教室ブログ　http://blogs.yahoo.co.jp/happy_kyoko2007/

教室案内

マクロビオティックの自然食料理教室　基礎科（全12回）玄米菜食とは何か／何をどう食べるか／玄米のおいしい炊き方／調理方法の基本／包丁の研ぎ方／自然療法／日常の病気の予防法など　上級科―季節料理と華やかレシピ／野草料理／食養講座

自家製酵母パン教室　基礎科（全６回）自家製酵母のパン種の起こし方。食パン、フランスパン、ピザ、クルミパン、玄米パンなどの基本のパン　上級科―中華まんじゅう、カンパーニュ、ベーグル、クロワッサンなど

精進懐石料理教室（各季節１回、年４回）体に優しい精進料理を懐石風に仕上げます。

詳細問い合わせ先
http://happymacro-kyoko.com/

編集協力　早川茉莉
撮影　大橋 愛

食べ物を変えると、からだも、運命も変わります。

岡田恭子の恭子式マクロビオティック

2016年12月20日 初版印刷
2016年12月30日 初版発行

著者　岡田恭子
発行者　小野寺優
発行所　株式会社河出書房新社
151-0051 東京都渋谷区千駄ヶ谷2-32-2
電話 03-3404-1201（営業） 03-3404-8611（編集）
http://www.kawade.co.jp/

本文フォーマット・装丁　澤地真由美

組版　株式会社キャップス
印刷・製本　図書印刷株式会社

Printed in Japan
ISBN 978-4-309-28615-0